人は アルカリ性体質の動物

この体質にすれば、
病気は招かず離れる

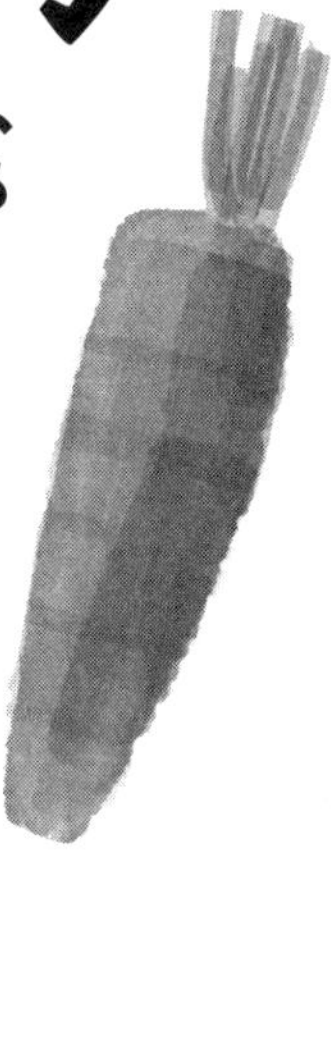

長谷山俊郎

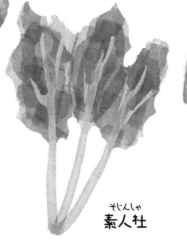

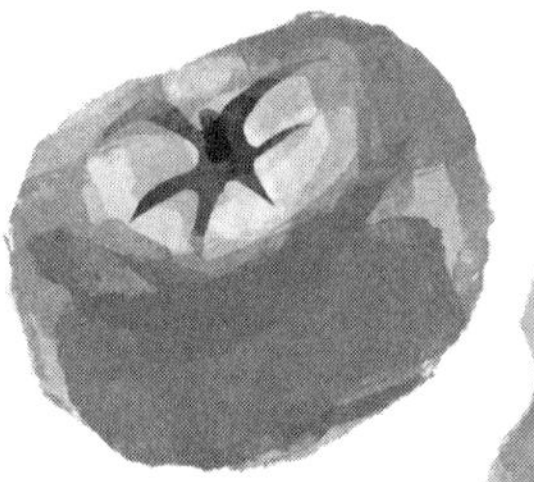

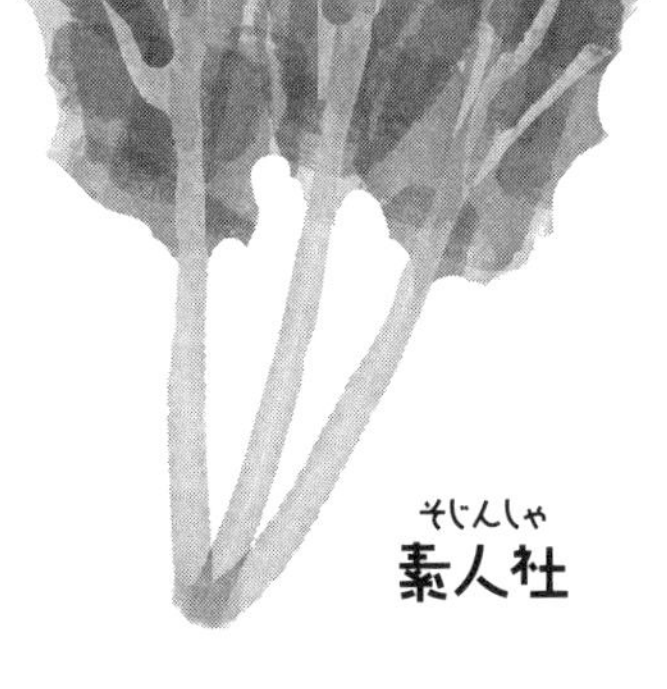

素人社《そじんしゃ》

序論

健康は体の自然を知ることから

この本の原稿を書きはじめて1カ月半たった、2023年5月上旬にNHK放映の「つむぎ」をみて、私は心を洗われる思いになりました。それは、織物産業地3カ所の紬（つむぎ）を取り上げ（結城紬、奄美紬、天蚕紬（安曇野））、それぞれの着物をつくっていく過程の放映でした。その中には、蚕がはいたマユの真綿の糸から着物をつくっていく、伝統文化の紹介もありました。しかもそれらには、いずれも自然の活かしと、伝統的な手作業と、その地の特性を引き出しているところに、心を引かれるものがありました。

紡がれて織られる着物には、蚕の糸の特性を知った対応と、染に泥（土）の活用などがあったし、絵柄にも深遠と言える深みがありました。そこには、土地の自然と蚕の糸と人が合わさり、自然を宿している秘めた輝きに、美しさと清らしさと奥深さがありました。それらを通して私は、自然を知って、自然と共存し、蚕の糸をいかに活かすかに、心を洗われる思いになりました。できた織物もすばらしかったし、地域の人の生き方の1つ範と言えるものがあったからです。

この対応を一口に言いますと、人と自然のかかわり合いです。なにごとも人は、自然を知って理解することが大切です。それがあって、ものごとは生きてきます。そこにおける人も自然の一員なので、人自身がどんな特性と体質を持った動物なのかを知ることも、大切です。特に健康においては、体質を生かす対応が欠かせません。人の体の特質や知りうる自然とのかかわりを抜くと、健康を云々することができないからです。だから人は、自然を尊敬し、自然に寄り添い、自然を活用することが大変重要です。

私の父は、でき損ないの私に1つだけ教えてくれたことが、「敬天愛人」すなわち〝天を敬い人を愛す〟という、明治時代の思想家（中村正直）の言葉でした。この「天」は、天と地の自然を意味します。人は自然を尊重することなしに、生きていけません。しかも自然の理解を欠いたり、自然に合わない対応をすると、やがて人は、自身の体を徐々にしめつけて行きます。76歳で亡くなる数年前、自身の「書」で示した父のこの対応は、できの悪い私に、もっと〝自然から学ぶ姿勢を持てよ〟、ということだったのかもしれません（そして人をもっと愛せよとも）。

聖医ヒポクラテスが言われた、「人は自然から遠ざかるほど病気は近づく」は、いつの時代にも通じていて、体の自然を理解することの大切さを説いています。それゆえ、これを逆からとらえてみると、「人は自然に近づくほど病気は離れる」になります。

しかも、人間の都合で体の自然に反する食に替えることをしても、体がそれに添うように変化するには、最小でも数千年の時間がかかるし、多くは万年以上（いやそれ以上）の時間が必要です。それもその変化は、ほんのわずかな部分に過ぎません（それは、これまでの変化の時間と内容が教えています）。そうなので、自然を無視した食対応（人間の体質と特性に添わない対応）をすることは、自身の体をおのずと自滅に追い込んでいきます。

現代人がそうしたことに遭遇していることの1つが、近年増加している慢性腎臓病です。2000年代に入ったころから多くみられるようになった、慢性腎臓病の主要因は、無機リンの過剰摂取です。つまり、食品添加物の入った加工食品の摂取は、無機リンを容易に吸収し、それによって、血液の濾過機能を大きく低下させてきます。加工食品の多くに入っている添加物の化学合成物質は、自然になかったものです。慢性腎臓病の主犯は、化学合成物質からなる自然にない食品添加物で、自然からかけ離れたものの摂取であることが、人間をむしばんでいるのです。

これと合わせて、3年以上にわたって世界の人々を苦しめた、新型コロナウイルスで分かったことは、コロナから「お前ら人間は不適切な食摂取を改めないから、こうなるんだよ」と、言っているようにさえ思えます。なぜならコロナは、酸性環境（＝体質）で活動し、アルカリ性環境（＝体質）で活動できないからです。だが、いまの人々の多くは、肉、卵、現代小麦、加工食品などの酸性食品を好んで食べ、体を酸性体質にしています。そうだからコロナは、人の体に入って自由に暴れます。

現生人類が誕生したのは、約200万年前と言われ、人が調理に火を使うようになったのは75万年前なので（50万年前という見方もある）、それまでの135万年～150万年は、果物を中心とする生の植物食でした。この間に、肉を食べていたという見方も一部にありますが、その量は少なかったと見受けられます。つまり現生人類は、百数十万年間（あるいはそれ以上の年数）ほとんど生の植物を食べていました。それは、紛れもなくアルカリ性の食材なので、現生人類はその下で、体を維持する諸機能が形成されました。そしてその下では、酸性の肉などを食べても、処理（消化、分解、吸収）できる機能が、備わらなかった（備わっても不十分だった）。動物（人間を含む）は肉を食べると、その代謝副産物として尿酸が出ますが、人間は尿酸を処理する酵素を持っていません。その体質は、現在も変わらず続いています。

酸性環境を好むのは、コロナウイルスだけでありません。がんも同様です。だからがんも、アルカリ性環境の下では、生きていけません（このことはインフルエンザも同様です）。けれども現代人は、自己の体質（酸性体質か、アルカリ性体質か）を考慮せずに、美味しいから、あるいは好むからと言って、肉、卵、魚、加工食品、チーズ、コーヒー、甘い菓子などを、よく食べています。それは、自身に備わった体の自然な体質を考慮しない食べ方です。日本の栄養士も、医者の多くも、この問題を知らないように見受けられます。

しかし、人が自身のアルカリ性体質を知り考慮すれば、酸性体質にしているゆえの問題や病気、あるいは話してきた以外の多くの現代病は、食の改善で解決できてくるように思います（私個人の体験からも、何点かはそう言えます）。

私には、70代後半の後期高齢者になってまもなく、在住する県や市から、「高齢者はフレイル（虚弱）にならないように、『フレイル食』（1日に、肉、卵、牛乳、魚、納豆のそれぞれ全部を片手に乗る量）を食べるように」との、指導通知がありました。しかし私はそれを採用せず、その前から摂っていた植物食を続け、いまもそうしています。植物ほとんどから成るこの食では、80歳代になっても虚弱にならず、体の不調や病気を生まず、一層健康になっています（薬を飲むこともありません）。人の体は自然（アルカリ性体質）に添う食を摂っていると、誰でも健康でいられます。病気の人は改善・快復してきます。

つまり、アルカリ性体質のわれわれ人間は、植物のアルカリ性食材が合っています。動物食などの酸性食材は、人間に合っていません。合わない食は、体の不調と病気を招いてきます。死も早めてしまいます。いまの日本人は、酸性食品を主に摂っているために、不健康・病気を多くしているとも言えます。

もう1つ。あなたの体は誰と一緒に生きていますか!? それは、誰もが腸内細菌たちと一緒に生きています。人の腸内細菌たちは、植物食をうまく分解・消化してくれる菌たちです。そうなので、その菌たちは、動物食をうまく分解・消化・処理できない細菌たちなので、動物食を多く摂っていると、消化が不十分になります。しかも動物食を利用する過程で、毒素を生み・蓄積してしまいます。それは、あなたの不健康・病気の要因になります。肥満にもなります。そうであるから、自分の腸内細菌たちに協力する食の摂取が極めて大事です。

健康をもたらす対応に、むずかしいことはありません。食は植物を主に食べることです。それも可能なら「生」で食べ（それはアルカリ性が大）、かつ主にオーガニックものを食べ（＝自然に近いものを食べる）、加工食品は少なくすることです。また小麦は酸性食品なので、控えることです。これでだれもが容易に、健康になれます。長寿も可能にしてきます。

それによって、体の不調や不健康がなくなってきますし、病気も改善・快復してきます。だから医療費も介護費もいらなくなります。人の体は、自然に添った対応をすることで、健康を維持します。それにより心の清さも増してきます。体は、植物食を自然に受け入れます（人の体は、そのようにできているからです）。たんぱく質源の確保は、植物からのアミノ酸で十分になされ、それでもって確実に、必要なたんぱく質の全部がつくられます。

動物からのたんぱく質源は摂らなくても、何の問題がありません。それどころか、動物性のたんぱく質は、すでに話したように代謝の過程で多くの問題が生じてきます。それが今日の多くの病気につながっています。こうしたこと知って、適切な食対応をすれば、地域のみんなの健康長寿も可能にしてきます。その食対応指導が、各県・各市町村にあれば、多くの人々・国民の健康をもたらしてきます。人の体質を知った食摂取行動が、いま最も大切です。食べ物が、人の生命の長さと質に多大な影響を与えます。

この本は、「アルカリ性体質にすれば、ほとんど病気にならない」ことを示したものです。それにより、病気は改善・快復します。そのために、自然を重視した食対応の重要性を説いています。

２０２４年春

長谷山俊郎

目次

素人社刊行書目［価格は税別］520-0016 大津市比叡平 3-36-2　ph.077-529-0149　fax.529-2885 mail. cross-media@leto.enet.ne.jp

●コリア児童文学選　既刊 12 冊

鬼神のすむ家　韓国現代童話集 6　仲村修とオリニ翻訳会編訳　A5 判　244 頁　1900 円
花時計／ピョンヤン駅　朝鮮民主主義人民共和国の児童文学　韓丘庸編訳　A5 判　256 頁　1700 円
にわとりを鳳凰だといって売ったキムソンダル　南北朝鮮の昔ばなし集　韓丘庸編訳　228 頁　A5 判　1700 円
愛の韓国童話集　李周洪・方定煥他／仲村修とオリニ翻訳会編訳　A5 判　1800 円
日本がでてくる韓国童話集　魚孝善他／仲村修とオリニ翻訳会編訳　A5 判　200 頁　1700 円
子どもたちの朝鮮戦争　李元寿・権正生他／仲村修訳　A5 判　244 頁　200 頁　1700 円
力持ちのマクサニ：済州島の民話　玄吉彦／梁民基・崔碩義訳　A5 判　202 頁　1600 円
花に埋もれた家：子どものための詩集　尹東柱・方定煥他／梁民基・李恢成監修　A5 判　232 頁　1500 円
木綿のチョゴリとオンマ　権正生・康正勲作品集／梁民基・李恢成監修　A5 判　224 頁　1500 円
ちっちゃなオギ　李元寿・馬海松作品集／梁民基・李恢成監修　A5 判　256 頁　1500 円
ゆずの花の祭壇　韓丘庸創作集／朴民宜 絵　A5 判 240 頁 1700 円

●絵本・ちきゅうのともだちシリーズ

くちばしのおれたコウノトリ　キム・ファン文／あらたひとむ絵　1500 円
ジュゴンのなみだ　キム・ファン文／あらたひとむ絵　A4 変型　1500 円
のんたとスナメリの海　キム・ファン文／藤井広野絵　A4 変型　1500 円

●韓国・朝鮮関係

李元寿（イ・ウォンス）**童話**　少年小説の作家論的研究　仲村修　A5 判　600 円
いま，記憶を分かちあうこと　『ナヌムの家』を京都で観る会編　A5 判　800 円
韓国人と諧謔　張 徳順／梁 民基・河村光雅訳　四六判 292 頁 1600 円
韓国の民衆歌謡　京都大学朝鮮語自主講座編訳　A5 判 240 頁 3000 円
韓国マダン劇集　緑豆（ノクトゥ）**の花**　梁民基編訳　四六判 292 頁 1600 円
韓国語単語が笑いながら身につく本　韓 誠　四六判　1300 円
韓国語表現が楽しく身につく本　韓 誠　四六判　1600 円
これが日本だ　日・韓対照日本ガイド　韓 誠　四六判　1600 円
史的解明 独島（トクト）：**竹島**　愼＝廈／韓誠 訳　四六判　2000 円
朝鮮児童文学選集（1）　仲村修編　A5 判　1000 円

●児童・少年文学

学校がなくなった日　中国の子どもたちと戦争　中由美子 編訳　A5 判 208 頁 2000 円
シネマウス（児童文学）　村田和文　四六判 206 頁 1500 円
シュウの脱出（少年小説集）　村田拓　A5 判 300 頁 1600 円
棒きれ木馬の騎手たち　30 戦争をやめさせた子どもたち　マルタ・オソリオ／外村敬子訳　A5 判　168 頁　2000 円
ふしぎな動物モオ　ホセ・マリア・プラサ／坂東俊枝・吉村有理子訳　四六判　168 頁　1600 円
約束の丘（スペイン少年文学）　ナルバエス／宇野和美訳・小岸昭解説　A5 判　2000 円

●文学・芸術

三国志（全 5 巻）　大櫛克之現代語訳　四六判総 2000 頁各 2600 円
センシュアルな晶子か？ それからの晶子か？　大嶽洋子　四六判 224 頁 1900 円
宮沢賢治　銀河鉄道と光のふぁんたじあ　大石加奈子　四六判 168 頁 1800 円
ものがたりとして読む万葉集　たのしむ万葉のひと、うた、こころ　大嶽洋子　四六判 232 頁 1900 円
非暴力抵抗としての文学　村田拓エッセイ集　四六判 170 頁 700 円

●教育・福祉・医療

愛しか知らない　幼児教育 25 年の記録　後藤英子　四六判 240 頁 1000 円
荒れすさぶ野にたつ子ら（教育論集）　村田拓　四六判　1400 円
犬吠埼の見える海　精神病者を生きる　岡田英明　四六判 252 頁 1300 円
オレたちにも言わせてくれ（続篇）　大越俊夫　四六判　1500 円
健康はあなたが摂るもので決まる　生命力の高め方　長谷山俊郎　四六判　304 頁　1200 円
現代教育実践論　教員養成教育の苦悩と使命　松本善弘　四六判　2600 円
心の病いと家族　精神医療の現場から　阪本良男　四六判 230 頁 1800 円
ことばとこころを育てる教材研究　国語教室の原点を求めて　仲谷富美夫　A5 判　212 頁　1600 円

釣りミチ父・息子（おやこ）の釣行記（パート1）　大越俊夫　四六判 218 頁 1600 円
どの子にも起こる不登校（教育論集）　大越俊夫　四六判 292 頁 1400 円
「初めて読む」を生かす授業　読書に繋がる「読むことの基礎・基本学習」　奥野忠昭　A5 判 192 頁 1800 円
ホスピス入門　その"全人的医療"の歴史,理念,実践　日本ホスピス・在宅ケア研究会編　四六判 2100 円
みんな年を重ねるから:人間らしく生きるための医療　樋口富彦　四六判 1600 円
私たちのゲーテ（教育論）　西秀隆　四六判 256 頁 1800 円

●ノンフィクション

絵本であそぼう、このゆびとまれ！　乳幼児からの集団での絵本の読み語り　梓加依　四六判 184 頁 1800 円
介護とブックトーク　絵本を介護現場に届けよう　梓加依・吉岡真由美・村上理恵子　四六判 214 頁 1900 円
共生主義への道　孫時英　四六判 1500 円
共生の徹学　孫時英　四六判 64 頁 400 円
子どもたちの笑顔に出会いたい　読み聞かせ,ブックトークの魅力と実際　梓加依　四六判 296 頁 2000 円
ことわざと人生　田丸武彦　四六判 1300 円
さつきぞらあしたもある　V.K.デ・クリストフォロ編　四六判 2000 円
資源よ、よみがえれ　ゴミを活かすリサイクル農業実践記　酒井信一　四六判 296 頁 1800 円
質化で興り量化で亡ぶ　質量の哲学　朱冠中　四六判 300 頁 2400 円
女学生の戦争体験記　大阪府立寝屋川高等女学校編　四六判 416 頁 1942 円
自由への道 太平洋を超えて　ある帰米二世の自伝　カール・秋谷一郎　四六判 2000 円
食が体をつくる　健康も不健康も　長谷山　四六判 424 頁 1400 円
書林探訪　味読・乱読・精読のすすめ　川成洋書評集　四六判 252 頁 2400 円
信仰と感性　中村悦也　A5 判 4,000 円
どうすればピアノがうまくなる?　習い上手・教え上手・習わせ上手　田所政人　四六判 1500 円
長崎屋かく子の青春日記　三木暢子　四六判 384 頁 1905 円
21 世紀を拓く食文化の創造　玉野井芳郎・星寛治・竹熊宜孝他　A5 判 3500 円
人間大学入門　孫時英　四六判 1000 円　〔発売元〕
廃墟の中から　わが水本村の闘い　中西清太郎　四六判 362 頁 2000 円
廃鶏甦える　南山出版編集部編　四六判 1200 円
ぶどうの木の下で　聖書歳々　小林哲也　四六判 2000 円
法水（ほっすい）滴々　源川遠城　四六判 3000 円
ママンにありがとうは言わないで　日仏〈養母子〉ものがたり　M=R.ノワール　四六判 180 頁 1600 円
遊撃の思想　長征の途上にて　大沢真一郎　四六判 2600 円
夕映えのパパの木　ひとり故郷に立ちて　北尾寛子　四六判 2000 円

●小説・エッセイ

天邪鬼青春論　独房からの出発　大越俊夫　四六判 264 頁 500 円
荒れすさぶ野にたつ子ら　村田拓エッセイ集　四六判 278 頁 1400 円
宇治の流れに（小説）　冨士谷あつ子　四六判 240 頁 1500 円
キス?（小説）　竹尾和美　四六判 1000 円
シュウの脱出（小説）　村田拓　A5 判 300 頁 1000 円
人生っていったいなんだろう?（小説）　駒野人万　四六判 1300 円
時を旅して　私のヨーロッパ発旅　遠山諦虔　四六判 1300 円
百歳物語　絶望の大地に咲く花　畑裕子　四六判 208 頁 1600 円
星影の雁鳥（小説）　浜村淳　新書判 236 頁 900 円
マダムとマダムとムッシュたち　パリの空の下、万葉の国からこんにちは　大嶽洋子　四六判頁 700 円
椰子の家　小説・従軍慰安婦　畑裕子　四六判 230 頁 1500 円
京（みやこ）のたつみに住みなれて（エッセイ集）　三木暢子　四六判 1300 円

子どもたちの笑顔に出会いたい　読み聞かせ,ブックトークの魅力と実際　梓加依　四六判 296 頁 2000 円
食が体をつくる　健康も不健康も　長谷山俊郎　四六判 422 頁 1400 円
絶望のときを切り裂く（教育論集）　村田拓　四六判 900 円
説明的文章の読みの系統　いつ・何を・どう指導すればいいのか　長崎伸仁　A5 判 144 頁 1400 円

第１部　アルカリ性体質にすれば病気を生まない

１．「人はアルカリ性体質である」という認識が大切

健康対応を検討するにあたり、人間はどんな食性の動物かを知ることが、大変大事なことです。それを理解するために、古いことから話をします。

人が現生人類であるホモ・サピエンスとして誕生してから、２００万年くらいになります。その現生人類は、果物を主とする植物を摂っていました。しかも当時はまだ火を用いていないので、生の植物食です。それは、今日発見されている当時の人類の歯の化石に残っていた、食の微細な粒子から明らかになっています（微細な粒子が何であるかの判定は、走査型電子顕微鏡を用いた分析によっています）。

当時の食性には、捕えた獲物の活用もあったようですが、動物食の割合は、少ないとみられて

います。こうした分析は、古人類学者アラン・ウォーカーのとらえ方や、アランらの著『人類進化の空白を探る』（朝日新聞社、2000年、河合信和訳）、およびアランの教え子のピーター・S・アンガー著『人類は噛んで進化した』（原書房、2019年、河合信和訳）などから言えると判断します。

つまり、人が現生人類になった当時の食は、生の果物を中心とする植物食であり、それに基づいて体の構造・機能を形成されました。大事なことは、その下で「人間の腸内細菌叢がつくられた」ことです。それゆえ人は、〝植物食に合う腸内細菌叢だ〟ということです。それは現在も変わっていません。その後調理などに火を用いられたのは、75万年前と言われ（イスラエルの遺跡などから明らかに）、現生人類が誕生した200万年前から75万年前までのおよそ125万年間、ズーっと生の植物を食べていたとみてよいようです。果物を主とする〝生の植物〟の摂取は、体をアルカリ性に作用させました。

このことから大事なことは、私たちの体が「アルカリ性体質の下でつくれた」ということです。したがってまた、人の体の機能は、摂っていた植物食に対応してきました。しかも、そのようにして形成された機能が、今日まで続いてきているのです。このことは、いったん形成された体の機能は、容易に変化しないことです。この理解は大変大事です。

確かにヨーロッパ人などは、1万年くらい前から家畜を多く飼い、それからの肉や乳を食べ・飲むようになり、乳糖も分解するようになりました（ただし日本人の乳糖分解者は約15％）。だが人の体は、肉を有効に活用できるようになっていないし、乳の利用においても同様です。人の腸内細菌叢は、それを十分利用できるように整っていないからです。それは、人の体がアルカリ性食の下で、「植物食に対応した腸内細菌叢になっているからです」。

もう1つ重要なことは、人間は肉や魚を摂った時に、多量の尿酸を体内に出します。その点、肉食動物は尿酸を分解して排出する酵素（ウリカーゼ）が出ますが、人間はその酵素を持っていません。このため、体に害を与える物質を溜め込んで、いろいろな病気を生んできます（たとえばリウマチなど）。

さらに加えて、人の腸は長く、胴体の約12倍の長さがあり（肉食動物の腸は胴体の3倍程度）、長いために摂った肉を腐敗させてしまい、うまく扱える体になっていません。このことからも病気を生んできます。そうなので、肉も乳も多い摂取は、体に害を与えてきます。この1万年という時間は、人が誕生してからの時間でみると、２００分の1という短い時間なので、体の機能に変化を与えるまでになっていないからです。

ましてや、日本人が動物食を一定程度摂るようになった明治以降の時間は、１００年〜１６０年ときわめて少ないので、体質に変化を与える時間でありません。この程度の動物食摂取の時間は、人類の歴史からみるとほんのわずかに過ぎないからです。人が誕生してからの体質は変わっていないので、動物食摂取などで体を酸性にすると、体調不良を起こし病気ももたらしてきます。それゆえに、今日われわれが摂っている食事内容を踏まえ、動物食で酸性度合を高めることによる、体への影響をみていくことにします。

人は、摂ってきた食性からアルカリ性体質の体をつくってきたので、今日多くなった植物食以外の食の摂取、すなわち現代人の好む肉食や、企業の収益追求の加工食品などが、私たちの体にどのような作用を与えているかをみることにします。それは、食（すなわちアルカリ性食と酸性食）と、健康・病気の関係の解き明かしを意味します。

なお、いったん形成された身体が容易に変化したいことは、人間以外の動物にも言えます。人気のあるパンダの祖先はクマ科の動物であり、竹を食べはじめたのは７００万年前からです。そのパンダは４２０万年前に肉の風味を感じる能力を失い、２４０万年前～２００万年前からほとんど竹の食事になり、今日に至っています。しかし、植物の竹食になっても、パンダの腸内細菌叢は、肉食の動物と相応です。そうなので、パンダの竹類の消化は17％に過ぎない。それゆえパンダは、１日中ササ（竹）を食べています。その量は１日12～13kgです（パンダ体重は約１００kg。体重の12％も食べる。比較するために、ヒグマの体重は２５０kg、食事10kg。体重の４％）。

これは中国の研究者たちの糞便内細菌叢の分析によって、明らかにされました。このことを話したのは、われわれ人間も「変わらない腸内細菌叢を知ること」が大事だからです。

こうしたことにかかわって、最初に栃木県の歯科医師らが、２０２０年に「体がアルカリ性体質になっていると、ウイルスに感染しない」ということを出しました。このことには、十分注目しておきたいと思います。それは、酸性食品を食べていると、体内のPHは酸性に傾いて、病気になりやすくするとしています。しかし逆に、食などによって、血液以外のPHがアルカリ性に傾いていれば、病気になりにくくするとしています。

言うまでもなく、人の血液は弱アルカリ性を保っていて、大きく変化しません。けれども、食などで体のPH（つまり体液のPH）が変わると、体にいろいろな問題を起こしてきます。この体液は、細胞と細胞間を浸す間質液で、１人の体内に約11ℓもあります。そのPHは、常に口を潤す唾液のPHに大変近いと考えられています。特に体液のPHが酸性になれば、腎臓に大きな負担をかけます。しかしながら、世界の見直し動向を踏まえたとらえ方では、血液以外の体液のPHが弱アルカリ性を保っていれば、免疫力を上げて、コロナウイルスにも感染しにくくなるとしています。これは、体液（間質液など）をアルカリ性体質にしておくと、病気の多くにかかりにくいことを意味します。

それゆえ、ここでこれらにかかわって、問題を概括的に整理すると、つぎのように言えます。この問題は、酸性食品（肉、加工食品、小麦製品、清涼飲料水など）が増えると、身体（体液）にどのような影響を与えるかです。酸性食品の増加は、①身体の細胞外液（間質液）を酸性に傾かせます。②それによって、血液も酸性に傾きかけます。③だが身体は、アルカリ性を保とうとして、骨からカルシウムを取り出します。④その結果、骨密度が低下します。⑤さらに酸性に傾いた身体（体液）は、酵素の活性化を低下させて、病気になりやすくします。酵素は、体内がアルカリ性の時に活発に働くからです。⑥同時に肉などで溜め込んだ尿酸は、体の多くに害を与えてきます。こうしたことが生じないためにも、人間はアルカリ性食材を重視した対応が、極めて大事になります。

ここで大切なのは、かつての食性から、「人間はアルカリ性体質の動物だ」ということです。いまの人々にこの認識がないために、動物食を好んで食べ、体の不調と健康を害してきています。われわれ人間＝現生人類は、どんな環境で何を食べて体を形成してきたのかを、いま理解・認識する時です。そのことを理解・認識して必要な対応をしないと、不健康・病気は解決してきません。

2. 食事の酸性度が高いと死亡リスクを高める

日本において、多くの場合、どんな食を摂っても、体のPHはアルカリ性を保持し、大きく変わらないとされてきました。そのとらえ方は、栄養にかかわる人たちに多くしていたように思います。彼らは、〝人間の体にはPHコントロール機能があるため、酸性食品を食べても、酸性体質に替わるということはありません〟としてきました。だがこの認識を変える必要があります。体液（＝間質液）は変わるからです（なおこれの変化なしは、主に血液だけに言えることです。けれども体液は、血液以外変化するし、血液も変化します）。

こうした中でしばらく前から、野菜や果物を少なく摂り、動物性たんぱく質や加工食品などを

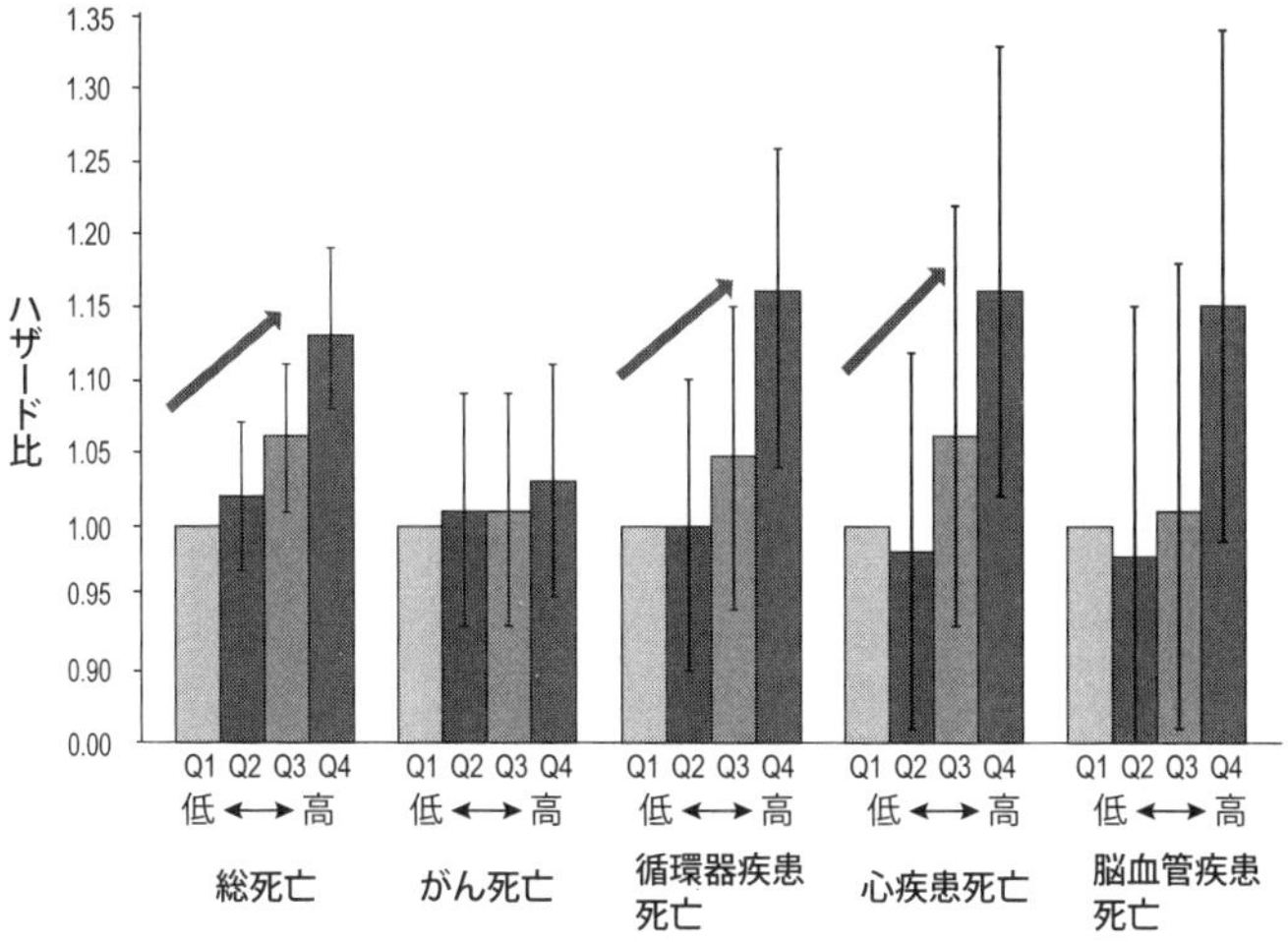

図 1-1　食事の酸性度（PRAL）と死亡リスクの関係
出典：国立がん研究センターなどの予防研究グループホームページによる
注：1）アルカリ性食品は、野菜、果物、豆類、海藻、キノコ、発酵食品、梅干しなど
　　2）酸性食品は、動物性たんぱく質（肉類、乳製品、卵、魚）、加工食品、白砂糖、精製したもの、コーヒーなど

多く食べていると、体の組織や体液を酸性に傾かせ、健康に好ましくない状態を生じてさせるという、調査結果や見解が出るようになりました。

それについては、２０１０年代から、国立がん研究センターが中心となって、国内住民９万人余りを対象に、十数年かけて行った研究報告があります。そこから、食事の酸性度が高まると、生活習慣病にどう影響を与えてくるかが、明らかになりました。

それを要約して話しますと、「食事の酸性度が高いほど、死亡リスクが上がる傾向にある」としています。やや具体的には、食事の酸性度の最も低い群に比べて、最も高い群の総死亡リスクは、13％増加しました（図１－１を参照)。それを死因別にみると、循環器疾患と心疾患における死亡リスクがそれぞれ16%増加しています。脳血管疾患死亡も酸性度スコアーの増加に伴い、死亡リスクが上昇しています(図1-1おけるハザード比は、「食事の酸性度の高まりによる相対的な危険度」を表しています)。

この場合の酸性食品は、肉や卵や乳製品や魚などが主です。これらの多い摂取は、血液を酸性に傾かせ、心臓や血管の代謝に好ましくない影響を与えてくるからです。それによって、腎臓への酸性負荷を高めるからです。つまり体は、弱アルカリ性に戻そうとすることでの負担です。

このような研究は、スウェーデンでも行われており、ほぼ同じ内容の報告がされているし、また韓国の研究でも、酸性度の高い食事は、循環器疾患リスクを高めるとしています。それから男性の場合、酸性度が高いほど、糖尿病の発症リスクが上がる傾向にあります。

これらとは別に、フランス国立保健医学研究所が、フランスの女性66000人を対象に行った14年間の追跡調査においては、酸性スコアーを高めた食事は、アルカリ性を高めた食事より、糖尿病リスクを56%上がったとしています。それは、腎臓への酸性負荷を高めたことによるとしています。酸性体質は糖尿病をもたらします(これは主に女性において)。

これらの酸性食品は、動物性のたんぱく質(肉、乳製品、卵、魚)、加工食品、白砂糖、精製したもの、コーヒーなどです。つまりこれらは、カロリーを高めて高血糖になりがちにするし、体に負担をかけて不浄化を高め、体重の増加も促進させ、インスリンが正常に働かなくします。その結果、動脈硬化や糖尿病などを進めてしまうからです。

したがって、死亡リスクや糖尿病リスクを高めないためには、A．酸性食品（肉、牛乳、チーズ、加工食品、精製食品など）を減らし、B．アルカリ性食品（野菜、果物、豆類、海藻類、キノコ、発酵食品など）を多目に摂ることです。アルカリ性の食は循環器疾患を予防し、健康を維持してくれます。

それから、アメリカの健康栄養学者コリン・キャンベルは、動物性たんぱく質の多い摂取が、血液や組織の酸度を高め、体のカルシウムを使用させて、骨粗しょう症を増すとしています。

3．酸性環境とがんの関係

がん細胞は、免疫細胞と異なる正反対の環境を好みます。つまりがん細胞が好む環境は、①低体温、低酸素、低栄養、ミネラル不足に加えて、②酸性環境です。このことについてしばらく前に、柳沢文正（当時新潟医科大学）は、100人のがん患者を対象に血液検査をしたところ、その全員の血液が酸性だったとしています。さらにそれより前に片瀬淡（当時大阪府立大学）は、「人間の健康は血液中の酸とアルカリの釣り合いによって左右される」と言っています。そこでは、血液が酸性に傾けば、様々な慢性病を引き起こしていたからです。

そして最近、東京大学先端科学技術研究センターの近藤彩乃・大澤毅が、がん増殖や悪性化には、低酸素や低栄養だけでなく、酸性環境がかかわっていることを明らかにしています（「酸性環境における腫瘍の悪性化機構」生化学、日本生化学会ホームページ、2018年8月を参照)。しかもこれは、血液が通常細胞ではPH7.4に保たれているが、腫瘍組織においてはPH6.8程度まで低下するという、他の研究報告を前向きにとらえての取り組みでした。この研究では、酸性環境における腫瘍悪化の仕組みも明らかにしています。そして、がんの防止には、体を酸性環境に置かない対応が重要としています。

他方、ドイツ人医師のレオナルド・コールドウェルは、がんを治すには、①身体を解毒(浄化)し、②アルカリ性を保ち、③血液をマイナスイオンにして、④ビタミンCを投与することで、完治できるとしています。この対応によって、多くのがん患者を治したことから、コールドウェルは世の中の大きな注目を集めました。

体の酸性環境や低酸素が、がん細胞に作用することは、1930年代当初にノーベル賞を受賞したドイツのオットー・ワールブルグが、がんが酸性条件下で発症し・増殖するという一定の見解を示していました。その後にそれを深める一方で、種々の研究・対応がされてきています。

そうしたことと合わせ酸性食品というのは、動物性たんぱく質だけでなく、ビール、コーヒー、清涼飲料水、パン、パスタ、スナック菓子なども入り、これらが体の酸性化を促進させてきます。またこれらは体の不浄化も進めます。それによって、①血液をドロドロにし、②毒素をつくり、③その排出を低下させ、④毒素の蓄積をもたらします。

これに対しアルカリ性食品は、野菜・果物・海藻・キノコ、発酵食品、梅干しなどで、①身体を解毒（浄化）し、②血液をサラサラにし、③野菜に含まれる酵素を摂り入れさせ（生の場合）、④抗酸化も促して、がんの消しに作用してくれます。体に負担をかけない、浄化を促す植物中心のアルカリ性食品を重視した食事は、がんの防止に大変重要です。

なお体の酸性化には、食だけでなく、夜更かし、夜遅い食事、朝抜きの食事、過度のストレスなども、酸性体質に傾きやすくするので、自分の体をいたわることが重要です。がん細胞の生起は、自身が摂り入れた酸性食品の多さとかかわってなされ、15～20年かけゆっくりと進行し、やがて発病になります

4．アルカリ性食でがんが消える

植物食を「丸ごと」で摂ることとは、アルカリ性体質を促進します。それは、普通の人の健康を維持するだけでなく、病気になっている人の体も修復してくれます。その1つの具体例として、コリン・キャンベル著『WHOLE』を訳した、形成外科医である鈴木晴恵さんが、その本の最後の方に重要なことを記しています。

鈴木さんは２０１９年12月に、ホノルルマラソンに出場するためハワイを訪れ、オープンしたばかりのホテルで、朝食を食べるために寄りました。そこで当時34歳のホテルオーナーと出会い、ステージ２の結腸がんを食で治したことを聞きました。

オーナーのAさんは、家族にがんを患った人が多く、手術、放射線治療、抗がん剤という治療を受けると、どうなるかを聞いていました（それらは良い結果でなかった）。そうだったので彼は、診断を受けると病院での一切の治療を拒否し、食事療法に専念しました。そしてそれにかかわる本を読み、人から聞いた話を集約しながら、「植物食を『丸ごと』で摂ること」にしました。それは、生野菜、フルーツなど、〝アルカリ性の食べ物〟です。アルカリ性の体質になっていれば、がん細胞が生きていけないことを知ったからです。

アルカリ性の食べ物を摂取して6カ月後に病院に行くと、がんの腫瘍マーカーの数値が大きく下がっていました。さらに11カ月後に診断を受けたら、「がんはすっかり体から消えている」と言われました。それだけでありません。彼は17歳の時、心臓発作を経験して以来、しばしば胸痛発作を起こし、「初期の心臓病」と診断されていました。さらに糖尿病、高血圧、高脂血症もわずらい、体重も175kgあり、いつも目の下に黒いクマがあり、マッサージなどを試しましたが、改善しませんでした。酸性体質の体が、それらをもたらしていたからです。

そんな彼が食の改善により、体重が102kgに減り、糖尿病をはじめすべての生活習慣病はなくなり、目の下のクマも消え、頭もスッキリした毎日を過ごせるようになりました。がんの診断を受けるまでは、毎日タバコを2箱半吸い、お酒も飲む生活でした。食事を替え、タバコ・お酒をやめたことによって、糖尿病も治りました。体がアルカリ性体質に変化したからです。

Aさんをインタビューした鈴木さんは、「植物を中心にして食を『丸ごと』で摂る食事」が、生活習慣病を改善してくれる意味の大きさを指摘しています。同時に食の改善が、アルカリ性体質を促し、体を修復してくれたことは、大きな教えになります（これは、T・コリン・キャンベル著『WHOLE』ユサブル、２０２０年、鈴木晴恵訳による）。

そうなので上記のAさんの、生野菜やフルーツを摂って結腸がんを克服したことにかかわり、アルカリ性食品摂取で指摘していることは、がん細胞が酸性環境下で活動し、アルカリ性環境下で生きて行けないことを表しています。

体をアルカリ性体質にすることで、がんを克服した人が他にもいます。京都大学で教授をしていた和田洋巳さんは、自分が余命半年と診断したB患者が、そのおよそ3年後に、元気な姿で和田さんの前に現れました。そのことに彼は、〝飛び上るほど驚きました〟（以下のことは、和田洋巳著『がん劇的寛解』角川新書、２０２２年による）。それもB患者は末期の肺がんで、延命のために抗がん剤と放射線の治療をしていた方だったので、とっくの昔に亡くなっていたと思っていたからです。

B患者がどのようにして肺がんを乗り越えたかを聞いたら、「食事を替えたらそのようになりました」と。B患者は酒とタバコをたしなんでいたので、まずそれらをやめて、食生活も見直しました。その内容は、

①食事は「1日2食」にした　②1日の摂取カロリーを「１６００カロリー以下」にした
③炭水化物は「玄米」にした　④たんぱく質は「豆腐など植物性たんぱく質」にした

⑤「野菜や果物」を多く摂った　⑥緑黄色野菜をすりつぶし「ジュース」にして飲んだ　⑦「水分」を多く摂った、でした

動物食を除いた、野菜・果物・玄米をトータルにした食は、ほぼアルカリ性食とみていいでしょう。この食でもって「余命半年」とされた肺がん患者は健康になり、その後も含めると、宣告後18年も生きているのです（これは上記の本を出した2022年現在までのこと）。食による体質改善は、がんを追い払ったのです。

これを学んだ和田医師は、アルカリ性食を含めて、「がんをおとなしくさせるための食事」を提案しています。その基本は、「植物性の食材を中心に、精製・加工されていないものを『丸ごと食べること』」においています。その中身は、①野菜や果物をできるだけ多く摂取する、②植物性たんぱく質も摂取する、の2点です。しかも、精製・加工されていないものを「丸ごとで食べる」ことは、「がんをおとなしくさせる効果」を最大化できるとしています。つまり彼は、「アルカリ性食」を高く評価し、京大退職後開業した自身の外来クリニックに、それを取り入れています。

彼の患者に対する食事治療法は、A．酸性化に大きく影響するチーズを避けること、B．肉・肉製品・牛乳を避けること、C．小麦製品（スパゲティ・麺類・パンなど）を避けることに、重点をおいています。またD．青魚の油（DHAやEPA）はいいにしても、魚自体は体を酸性に傾けるので（魚も肉に変わりない）、多い摂取はさけるように促しています。

もっとも彼は、京大を退職した直後に自身が胃がんを発覚し、胃のほぼ全摘手術をしています。

そしてその後は、アルカリ性食を中心とするアルカリ化食療法を実践しています。それから約10年再発はなく、すこぶる元気だとしています。つまり彼は、アルカリ性の食事療法を自ら実践しています。その内容は、トマト、レタス、キウイ、リンゴなどのサラダ（生）と、玄米ご飯が中心となっています。

そのうえで彼は、彼の大学時代の後輩たちが、食とがんの関係を勉強していない現状を憂いています。それというのも、彼のところには乳がん患者もきますが、乳がんが専門でないので、その対応を京大の後輩たちにまわします。そこを訪れた乳がん患者らいわく。担当の京大医師らは「和田医師のことは信じるな！」と。つまり、食事の改善を考えない彼ら後輩の勉強不足を、彼は（和田医師は）なげいています。〔そこには、標準がん治療では「再発乳がんはほぼ治らない」ことを前提に、治療を行っているという現状があります〕

最も、世界的健康栄養学者T・キャンベルは、総カロリーに対する動物性たんぱく質の割合が10％以下なら、発がんのリスクが大幅に低下するが、20％食べると多くの場合がんになるとしています。これは話してきた、アルカリ性体質と酸性体質にほぼ重なります（肉の摂取10％位までならアルカリ性だが、20％位になると酸性になる）。

要約しますと、第1に、体をアルカリ性体質にしておくと、がんになりません。第2に、がんになっても、食でアルカリ性体質にすれば改善します（治ります）。第3に、このようになるのは、アルカリ性環境でがんが生息できないからです。だからアルカリ性体質に改善すれば、がんは治ります。

補1．日本の医学教育に「食」の取り入れを！

私は、この問題（前述した第1部4の後半の問題）が、1つの大学における先輩と後輩の関係にとどまることなく、日本の医学教育の根本にかかわることと思います。それというのも、日本の医学教育に、明治7年の「医制発布」以降、食が排除されてきました。それは当時西洋医学、特にドイツのやり方を取り入れた対応でした。それによって医学教育は、人の体に大きな影響を与える「食」を排除しました（その背景には、「食」というものは、非科学的なものという見方もあったようです）。

そうしたこともあって、日本の医学は、食の特性・特質を知らない存在になり、食と病気の関係を知る場を失ってしまいました。それが残念ながら、現在まで続いています。

和田医師はたまたまかかわった自身の患者が、食の改善により肺がんが治ったことを知り、その学びから食とがんの関係を知りました。それがなかったら、いまも前からの医療対応だけをしていたことでしょう。大切なことは、医師が食の特性・特質と体の関係を知ることです。その基盤は、大学時代における「食の学び」があってです（個人の独学だけでは、医師全体の対応に大きな問題を残します）。それを日本の医学教育に入れることとなした、根本的な解決がないものとみます。どんな困難があっても、食を知った医学教育と医療対応が必要です。

日本では、食と体の関係を知らなかったことが、過去に大きな悲劇を生んでいます。いま高齢の人は知っていると思いますが、日清・日露の両戦争で、戦わないで「かっけ」で亡くなった陸軍兵士が３２０００人もいました（これは戦って死んだ兵士より多い）。当時「かっけ」は、森鴎外（当時の陸軍医療の最高指揮官）の細菌説を取り入れた結果、そうなりました。しかし、その対応に疑問を感じた高木兼寛（海軍の医療最高指揮官）は、麦入り飯を摂り入れて、その死亡者はたった３人に抑えました（「かっけ」は、ビタミンB1不足であることが分かったのは、昭和に入ってからです）。食を知らないことが、この悲劇を生んだのです。

このような悲劇は、食とがんの関係を知らないいまの医学にもあります。日本はがんを生む構造が、変化した食（特に動物性たんぱく質の多い摂取）にあることを、ほとんど知っていないからです。医師らも同様にほとんど知っていません。そもそも食は体に、どんな影響を与えるかを知らないからです。だから、それを改めるには、医師が食を知った対応をすることです。それがあって改善を可能してきます。だから困難があっても、医学教育に「食の学び」を取り入れて下さい。食を知った１人として切なるお願いです。

この事例とかかわっても、アルカリ性体質にしておけばがんにならないし、がんになっても食でアルカリ性体質に改善すれば、がんを治せます。これは、食の摂取指導のみで可能にします（アメリカでは、これは医者の収入にならないと嫌っているようですが……）

もっとも、医学教育に「食」を容易に入れられないことには、教える先生がいないことがあります。またそれゆえに、「食」と病気・健康の研究ができがたい問題もあります。食と医学・医療の空白150年が、このような大きな問題を生んでいます。

5. 健康な体はアルカリ性体質で可能にする

人は生命対応を行っている過程で、多くの代謝副産物を生んできます。その副産物は酸性物質なので、アルカリ性食材で中和して健康が維持されます。その点大昔の人は、植物食材を生のままで食べて、アルカリ性食品を多く摂取していました。しかし人はその後、火を使うようになり、それによって調理でビタミン、フィトケミカル、ミネラルなどをこわし・失うのを多くし、体を酸性に傾けました。その改善には、「生」の食の摂りを含めた「適正な食の摂取」を行って、「体をアルカリ性体質にしておくこと」が最も大事です。

こうした中で、スイスのジェイソン・メルツァは、ウイルスが細胞に侵入して生存できるのは酸性環境下であり、「アルカリ性環境下で生存できない」、ということを明らかにしました。このことは、大変重要なことであり、ウイルスのほとんど（デング熱、C型肝炎、ヘルペス、HIV、手足口病など）に通じています。また「コロナウイルス」も酸性環境下でないと細胞に入れないとしています。したがって、コロナ対策の基本は、ワクチン・消毒・殺菌・マスクでなく、「食で体をアルカリ性体質にかえること」です。しかも、「アルカリ性体質にしておく」と、カゼやインフルエンザも発症してきません。

そのための食の基本的な摂取は、アルカリ性食品を80％、酸性食品を20％にすることとです。この下では、ほとんどの病気が発症してこないからです。ということは、「コロナもアルカリ性食の多い摂取で防げます」（＝「コロナの防御には、アルカリ性体質にすることが最も大事です」）。また「アルカリ性体質にするとがんも生まず、がんになっても改善・快復」してきます。

このことを理解し、「食などにアルカリ性体質にすること」の重要性を知った、歯科医師の小峰一雄さんは、「唾液（体液＝リンパ液）のPH7.5の人は、虫歯や歯周病になってこない」としています。しかし「PH6.5以下の人は虫歯や歯周病になってくる」としています。

これは、歯肉から染み出る組織液のPHが酸性になると、歯肉ポケットに細菌、カビ菌、ウイルスが生息しやすくなって、歯周病になるからです。逆にアルカリ性になると、これらの菌類が生息できなくなるという構図です。歯のリンパ液が酸性化している時に（＝唾液が酸性の時に）、虫歯や歯周病になってきます（小峰一雄著『免疫力が上がるアルカリ性体質になる食べ方』ユサブル、2022年による）。

しかも酸性体質になってくると、アルカリ性体質を保持させようとして、体に大きな負担をかけます。それによって、①免疫力が低下し、②栄養の吸収に乱れが生じ、③老廃物蓄積による炎症なども生んできます。かつまたこれらにより、④慢性的な疲労も生じてきます。これらは、体をアルカリ性で中和するため、大量のミネラルが消費されることとも関係しています。したがって、これらを認識することが大変重要です。それゆえ私たちは、健康のためにこれらを理解することが避けて通れません。

多い酸性食品の摂取で酸性度が高まると、すでにみたように、循環器の疾患、心筋梗塞、糖尿病などを起こしやすくし、がんの生みや骨粗しょう症の生みにも作用してきます。それゆえに、栄養バランスの乱れは、認知症を引き起こす可能性もあります。これらは、酸性度の高まりで起きるので、「人はアルカリ性体質の動物」という理解と認識が、いっそう大切になります。

アルカリ性体質にする食材は、生野菜、果物、海藻類、キノコ類、発酵食品、漬け物などです（ただし漬け物は添加物がないもの）。これらの食を十分多く摂っていると、感染症を抑え、カゼやインフルエンザも阻止してくれます（またカゼは、不浄化になった体の大清掃です）。もっとも植物に熱を加えると、PHが3～4低下します。だから「生」で食べられるものは、できるだけ「生」で食べることです。植物の「生」には、活力の源となる「酵素」があるからです。つまり、サラダをメインした食事は健康に大変よい。また健康によい玄米のPHは6ですが、PH10の梅干しを1日1個摂っていれば、体を中和してくれます（梅干しはそれ自体PH4ですが、体に入れるとPH10になる）。

酸性体質にする食材は、動物性食品、小麦製品、砂糖（甘い物）、加工食品、化学調味料、食品添加物、チーズ、コーヒー、酒類（焼酎以外）、それに〝薬〟などです。これらの食が多いと、栄養のバランスを乱し、栄養素がうまく働かず、多くの病気の生みに作用してきます。もっとも、

PH6やPH5の魚類・インゲン豆・白米などは、生野菜を十分に摂っていると中和されます。アルカリ性体質には、PH6以上の食の摂取が大変重要です。

それから、植物食を基本にしながらも、食以外の要素でも酸性体質を促すことを知って下さい。それをかいつまんで言いますと、つぎのことがらです。

A．ストレス（や心配性・喫煙など）は、酸性体質に傾きやすくします。また夜更かし、電磁波、運動不足、大気汚染なども、酸性化に作用します。これらは、体に負担をかけるなかで酸性化を促します。だから無理のない自然的な対応が大事です。

B．農薬や化学肥料の使用は、土壌の細菌が減少して、抗酸化に作用するフィトケミカル（ポリフェノールなど）、ビタミン、ミネラルが少なくなって、酸性に傾きかけた植物食になります。それが不十分な栄養形成になります。だからオーガニック農作物（あるいは自然栽培農作物）の摂取が極めて大事です。また農作物の「丸ごと」摂取も大事です。それらの皮の部分が、アルカリ性への作用を大きくするからです。〔ジャガイモも皮をむかずに食べる〕

C．運動することは、新陳代謝の促しで乳酸（＝「酸」）を生んできます。その中和のためには、アルカリ性食品の十分な摂取が大切です。酸性度を高めることは、体の疲れを招いてきますので、それへの配慮ある対応が必要です。

D．薬を飲むことは、酸性作用を促進させて、体の負担を大きくします。それは治る病気も治りにくくします。そうなので、できるだけ薬の種類を減らし、アルカリ性体質を維持しておくことが大事です。世界には、「薬剤処方は1人1日最大4剤まで、そして60歳以上最大2剤まで」というルールがあります。だが日本においては、このルールは守られず、病気に作用させています。〔薬を多く出すと、医者の儲けになるためかも！〕

E．食品添加物は、体を酸性に大きく傾けます。これが多く入った加工食品は、よくありません。しかも食品添加物は、慢性腎臓病を促進します。さらに電子レンジ食品は、酸性作用を特に大きくします（それだけでなく、電子レンジの1秒間25億回の水分摩擦は、食品の価値をなくす可能性もあります（最近はそんなことはないと言われていますが））。

かつて日本人が食べていた「日本の食」（玄米＋みそ汁＋漬け物＋梅干し）は、アルカリ性体質を維持し、健康な体にしてくれる食でした（これは和食と異なります）。私はこの食に、先人の知恵のすばらしさを感じます。なぜなら、〝江戸時代～明治初期の日本人は健康でした〟（もちろん、当時は肉・卵などの酸性食品は摂っていませんでした。一部以外）。

その当時、日本人が健康であったことを示しているものに、①スペインの神父フランシスコ・ザビエルは、「日本人は質素だが健康な民族」だと本国に報告しています（1550年代後半に）。②渡辺京二は自身の著『逝《ゆ》きし世の面影』で、江戸時代末期～明治初めまでの外国人約100人の見方として、「日本人は健康で明るい」としています。それから、③江戸時代に食べられた人たちの寿命が長かったようです。この点は、下級武士層に言えたようですし、町民にもみられたようです（酒井シズ著『病気が語る日本史』講談社学術文庫、2008年などによる）。

だが、「いまの日本人は、PH３やPH４の食品を主に摂って、酸性体質にしています」。それが不健康や病気を多く生んでいます。今日、この食（動物食・小麦食・添加物の入った食品）の改善がないと、日本人は不健康・病気を一層助長します。それらは、酸性食品だからです。逆に食を改善すれば、「つまりがんになっている人でも、食でアルカリ性体質にすることで、がんは消えて行きます」。それにも未精製植物食の摂取が大切です。これらには、抗酸化作用が大きいこともあります。

アメリカでは、「デザイナーフーズ」（果物や野菜を1日５皿食べる。これはアルカリ性の食品です）の推進で、がんの死亡率がかなり減少しています。でも日本では、こうした取り組みがみられないので、がん死亡率は増加の一途です。

ここで言わんとすることを要約しますと、第1に、ウイルスは酸性環境下で生息し、アルカリ性環境下で生息できないことです。第2に、これはコロナウイルスにも通じています。第３に、このための基本食事は、アルカリ性食品を80％、酸性食品を20％にすることです。第4に、食でアルカリ性体質にすることで、体の働きが健全になってきます。第5に、オーガニックの農作物を「丸ごと」摂っていると、アルカリ性作用を促進してきます。

そしてアルカリ性体質に改善すれば、多くの人が健康になってくるということです。

6. コロナを防ぐ「特効薬」はアルカリ性体質

コロナは食を改善すれば、防ぐことができます。それは、「PH値が中・高の食でアルカリ性体質にすること」で可能にします。「コロナは酸性環境で生息し、アルカリ性環境で生存できない」ので、「食がコロナ防御の特効薬」と言えます。かつ人間は、「アルカリ性体質にしておくと、病気をほとんど生まず、長寿をもたらします」（これに合わせた食は、生の野菜を主に（果物も入る）、1日500gの摂取を重視して摂れるようにすることです）。

だから政府・県・市町村には、体をアルカリ性体質にする対応を、強く指導してもらいたい。そうすることは、①多くの国民のコロナ感染を抑えられるし、②ワクチンやコロナ治療のお金を大幅に縮小できるし、③多くの産業活動も活発にさせられます。さらに④病院や保健所の労が少なくなります。

自分の体のPHは、PH計測器で測れます。それによって、自身で健康管理ができてきます。唾液のPH測定器は、容易に購入できます。一定の価格のものは、精度があるとみていいでしょう。測定は、飲食後30分以上経過してから行うようにして下さい。

アルカリ性体質に作用する、自然栽培や有機栽培の農作物は、抗酸化を促進するフィトケミカルを多く含み、健康に大きく寄与してくれます（フィトケミカルは動物食にありません。植物独自なものです）。なおたんぱく質源の確保は、植物食からのアミノ酸の摂取で十分なされます。

それに肉や卵に多い必須アミノ酸のメチオニンは、認知症に作用します。

問題になっているコロナの後遺症改善には（後遺症は感染後1年以上経っても、感染者の1～2割いて倦怠感やめまいなどを）、アルカリ性体質にすることが有効と考えます。なぜなら、それによりコロナウイルスが活動できないし、体の浄化をしてくれるからです。

体は不浄化にしておくと、組織の衰弱を起こし、いろいろな病気を生んできます。各組織が正常に機能するように常に解毒し、老廃物がたまらないようにしておくことが大切です。この場合、体の不浄化を起こす食材は、動物性食品、加工食品、食品添加物、砂糖、カフェイン、それに小麦（パンを含む）食品などです。しかも、これらの全部が酸性食品です。したがって、「不浄化食品と酸性食品」は、病気を生む面で重なっています。この認識もまた大変大事です。

体を浄化し健全にしてくれるものは、小麦以外の植物性食品であり、PHが高・中の植物性アルカリ性食品です（これに多くの発酵食品も加わります。ただしチーズなどは異なります）。特に生の果物や生の野菜は、浄化に大きく作用するので（その場合「丸ごと」も大事）、これらを多く摂っていれば、健康が維持されます。ただしそれも、各成分が豊かなオーガニックの食材が、作用を大きくしてくれます。

こうした食を摂ることは、現在増えている天気痛（これは、肩こり、首のこり、関節痛など）の改善も十分考えられます（天気痛は、人口の32％がいるようです）。

なお花粉症は、現代小麦（の多くなったグルテン）が主な要因で起きています。花粉症は、品

表1-1　アルカリ性・酸性の食品表（精度の高いPHチャート（体に入った時のPH値））

PH10	生ホウレンソウ、赤キャベツ、ニンジン、キュウリ、海藻、梅干し、アスパラガス、ポテトの皮 ※生ブロッコリー、芽キャベツ、カリフラワー、スイカ、レモン、生セロリ
PH9	レタス、サツマイモ、レンコン、生ナス、ミカン、メロン、キウイ、ブドウ、オリーブオイル ※生インゲン、洋ナシ、ブルーベリー、イチジク、パパイヤ、マンゴー
PH8	リンゴ、オレンジ、アボガド、トマト、イチゴ、バナナ、アーモンド、大豆、大根、キノコ、焼酎 ※カブ、トーモロコシ、ピーマン、サクランボ、オレンジ、パイナップル
PH7	水道水、油（オリーブ以外）、ブラックベリー、プルーン、酢、ミルク（牛の生）、赤ワイン ※クランベリー
PH6	調理ホウレンソウ、玄米、多くの穀物、豆乳、インゲン豆、茶、加工ジュース、魚、淡水魚、ミルク ※ライ麦パン、ヨーグルト、フルーツジュース、ココア、マグロ、ブランデー
PH5	白米、モチ、黒豆、調理トーモロコシ、砂糖、フルーツ缶詰、皮なしジャガイモ、バター、糖蜜 ※煮豆、白インゲン豆、ひよこ豆、ウイスキー
PH4	牛肉、小麦、コーヒー、甘いフルーツジュース、トマトソース、スポーツドリンク、ビール ※蒸留水、ペットボトル水、白パン、ピーナツ、ナッツ
PH3	豚肉、卵、貝類、チーズ、紅茶、パスタ、チョコレート、加工食品、電子レンジ食品、日本酒 ※子羊肉、炭酸水、ピクルス、アスパルテーム（人工甘味料）

出典：各PHの1～2段は、小峰一雄著『免疫力が上がるアルカリ性体質になる食べ方』ユサブル、2022年から抜粋。各PHの3段目は、美容鍼ハニー医院菊地明子のホームページによる（1～2段の補充です）。著者が作成した

注意：この表に「体に入った時のPH値」とあるのは、「食品が体内に入ったことを想定し計測したもの」です。その食品を完全に燃焼させ（灰の状態にしたもので）、計測したものです。「食品自体で計測したもの」とは、異なります。なおコンニャクのPHは11～12、コーラのPHは2.3（これ控える）

種改良で大変多くなった、小麦のグルテンの炎症による「腸もれ」が主要因で起きます（「腸もれ」で血液に入ったグルテンが、鼻や目のまわりに炎症を起こさせ、花粉炎症を招いているからです）。また小麦の摂取は、花粉症だけでなく、体のいたるところに炎症を起こします（つまりいまの小麦は、多くの病気に作用しています）。こ

れを十分知って食対応して下さい。小麦はよい食品でないのです。

これらを要約すると、第1に、コロナの防止は、食でアルカリ性体質にすることです。第2に、コロナの後遺症改善には、アルカリ性体質にして体の浄化を促進することです。第3に、コロナにもオーガニック食材の摂取が重要です。第4に、PH測定器は自身の健康管理ができるので大変有効です（測定器は少し高いが（23000円位）、備えておくと便利です。第2部の補4を参照して下さい）。

☆「アルカリ性と酸性の食品」ついては、表1－1の食品表を十分参考にして下さい。

これによって、肉・卵・加工食品・小麦は、酸性食品の代表であることを知って下さい。そしてアルカリ性体質形成には、PH６以上の食の摂取に心がけて下さい。

なお、上記の「不浄化食品と酸性食品」は、病気を生む面で重なることと、「浄化食品とアルカリ性食品」は、健康を生む面で重なることを、相互に関連づけて示しておきます。

A．酸性食品は、体の不浄化を促進します。それは病気を促し、感染症も招かせ、菌やウイルスを生息させます。かつ体に不調も起こさせます。

B．アルカリ性食品は、体の浄化を促進します。それは健康を促し、感染症も招かず、菌やウイルスを生息させません。かつ体を快調にします。

これらのことがらは、それぞれが現生人類誕生時の体質（＝アルカリ性体質）なのか、否かに、大きく関係していると判断されます。

つまり「人はアルカリ性体質の動物」なので、新鮮な植物を食べて体を浄化し、健康を維持してきました。しかし近年は、酸性度の強い動物を食べて体を不浄化にし、病気を招いているのです。動物食は体を不浄化にします。それが酸性度合と重なってなされます。

この不浄化とかかわり、動物性食品は発がんに作用します。

ア．卵や肉に含まれる必須アミノ酸のメチオニンは、がん・認知症・心臓病を生みます。

イ．牛乳はホルモン分泌の促進とカゼインにより、乳がんと前立腺がんを生みます。

ウ．肉はアミノ酸をほぐして窒素成分を除く過程で出る、副産物（ニトロソアミンなど）が、発がんに作用します。

だからがんを生まないために、これらの摂取は少なくして下さい。

7．虫歯・歯周病の予防と治療はアルカリ性体質にすること

私は、2023年までの約11年間、歯の治療に行っていません。その前は、1～2年に1回くらい行っていました。そうした中で2022年9月に、茨城県から歯の無料診断に行くようにいう指示がありました。近くの歯医者に行ったら、「虫歯なし」「歯周病はわずかにある」でしたが、

問題するほどでなく、丁寧に歯みがきをするようにということでした。

なぜこのようになったのか（これはいい意味で）。つぎの著書を読んで、アルカリ性体質になっていることに気づかされました。それは、小峰一雄著『免疫力が上がるアルカリ性になる食べ方』（ユサブル、２０２２年）です。それゆえに歯においては、それから学びながら、アルカリ性体質にすることの重要性を話すことにします。

その著書において、アルカリ性体質にすることの重要性を、つぎのように書いています。著者の小峰さんは、かつて知人の歯科医師と一緒に、ある患者を治療した時に、使用した注射針が、私（小峰医師）と知人の医師の指に刺さった。その後に、その患者は「C型肝炎患者だったことを知った」。それにより知人は、C型肝炎に感染した。しかし、私（小峰さん）は感染しなかった。当時それは運がよかったと考えていた。だが、その後スイスのメルツァの理論を知り（このことは前に記しました）、私（小峰さん）が感染しなかったのは、アルカリ性体質だったからととらえることができた、としています。

このことがあってから小峰歯科医師は、「酸性体質の人ほど、虫歯や歯周病になりやすいということが分かってきた」、としています。それも、日本やアメリカの医学界では、食事によってPH値は変化しない、というとらえ方が主流であるが、ヨーロッパの医学界では、食事によってPH値が変化する、という考え方が支持されるようになっている、としています。だから歯科医においては、唾液のPHの計測を行うようになっていると。そんなことから彼は、食べ物が体内に入った時のPH値の重要性を、課題にするようになりました。そして、そうしたことの検討を重ね、酸性体質が虫歯や歯周病を引き起こす要因だと、とらえるようになりました（そしてそれは、その後の彼の実際の治療で実証しています）。

また彼は「歯は生きている」ことを知り、虫歯は削らずに回復させられることの、大事さを知るようになりました。そこでは、死んだと思っていた歯の神経も復活して来ることも知りました。そのためには、食事でPHを7以上にすることが重要になります。なぜなら、ヨーロッパの文献においても、「PH7.5の人は虫歯がない」が、「PH6.5以下の人は、虫歯がない人はいない」と（＝全員が虫歯になっていると）。つまり虫歯は、リンパ液（間質液）が酸性に傾いた時になります。それゆえに「虫歯」の予防で大事なことは、〝食事でアルカリ性体質にすることだ〟と、とらえるようになりました。

かつまた「歯周病」の基本対策も、〝食でアルカリ性体質のすることが重要〟と、とらえるようになりました。なぜならヨーロッパでは、PHの低い人ほど歯周病になる確率が高いからです。歯周ポケット内で、細菌・カビ・ウイルスが生息しやすい人は、PHが酸性の人ですが、PHがアルカリ性の人では、生息できないからです。そうなので、アルカリ性食材を中心とする食事の療法が、自然的な治療を促してきます。それは虫歯菌を死滅させて、再硬化させることができるからです。そうなので、「虫歯と歯周病の治療は、食で体をアルカリ性にすること」です。

さらに水素は、酸性化した体をアルカリ性で中和させるので、重要とみています（それは水素が、PH値を上げてくれるからです)。同時に水素の吸入は、疲労を回復させてきます(これも大変重要なことです)。それから、日本で使用の多い飲み薬のほとんどが酸性なので、薬が酸性体質を高めて、治る病気も治らなくしているともしています。

しかも虫歯ができやすい人は(=酸性体質の人は)、血糖値を上げやすく、血管の病気(心筋梗塞、脳梗塞など)も起こやすい。この点は、第1部の2で話したことに結びつきます。それに最近の学校の歯科検診から、骨折している子供の口の中は、歯石だらけであったとしています。その要因は、カルシウムの摂り過ぎにおいています。ではカルシウムの摂り過ぎが、なぜ骨折するかについては、摂れば摂るほど骨からカルシウムが溶け出してしまうという性質があるからです(これを「異所性石灰化」と言っています)。それには、牛乳の飲みすぎが影響しているのかもしれません。また歯周病は、マグネシウム不足にも要因があるので(マグネシウムは歯茎の血流をよくしてくれて、その炎症を抑える)、海藻類を多目に摂ることを勧めています。日本の食は、この点でも良いことをしていました。

さらに彼自身が、虫歯や歯周病対策にアルカリ性食の食事療法を取り入れたところ(このことは、腎臓に負担をかけないように、動物性たんぱく質の摂取をやめたことも意味する)、腎不全の人工透析が改善されて、不要になったとしています。その人は90歳を越えても元気で暮らしているそうです(このことには私(長谷山)も大変驚きました。人工透析が食事で改善できたからです)。〔このことは、人工透析の生みと、動物性たんぱく質のかかわりの、検討の必要性を意味

します〕
歯の予防のためには、アルカリ性体質にする食の摂取が大変大事です。しかもこのことは、いろいろな生活習慣病も改善してくれます。人間の体は、一カ所が悪いということは、体の他にもつながっていて、他の多くを不調にさせてきます。それゆえ悪いところの1つの改善は、多くのところを健康にさせてきます。その基本は、「食べ物でアルカリ性体質にすること」にかかわります。この点からも食指導の行いには、大変大きいものがあります。
話してきた内容は、これまでの歯の治療の仕方を根本的に変えるものです。それは、
第1に、食でアルカリ性体質にしておくと、虫歯や歯周病にならなくします。
第2に、歯は生きています（これは歯の硬い部分をいいます）。虫歯になった時は、そこの虫歯菌を取って、そこにふたをしておくと、約1年で歯が再生してきます。だから歯は削らないことです。〔みなさんもできるだけこの対応を望みます〕
第3に、虫歯や歯周病の予防は、食材で体をアルカリ性体質にすることです。
第4に、肉・卵・牛乳・魚・小麦食材を常に摂っていると、虫歯や歯周病になり、それが元で多くの病気を招いて、長生きもできなくなります。健康で長生きしたいなら、体をアルカリ性体質にすることです。
第5に、虫歯予防の基本対策は、歯を磨くことでないのです。歯をきれいに見せたい場合に、歯を十分みがいて下さい。再度予防の基本は、アルカリ性体質にすることです。

8．アルカリ性体質だとインフエンザにかからない
―このことは60年前に分かっていた―

すでに第１部の５で話したように、近年スイスのジュイソン・メルツァは、体をアルカリ性体質にかえると、インフルエンザも発症しないと言っています。逆に言うと、インフルエンザは酸性体質下で発症します。

このことにかかわり私の友人が、子供のころに体験した、有益なことを教えてくれました（それはいまから、60年以上前の話です）。彼は私が20歳代に、同じ職場（研究所）で過ごしたＳさんで、化学関係分野の研究をしていた方です。以下の内容は、２０２３年1月に彼からもらった手紙です（ここでは、その手紙をほぼ原文のまま載せます。最初と最後の挨拶は割愛し、区切りや点などを入れています。また必要に応じて少々の説明も入れましたし、一部に注釈を加えました（何を言いたかったかの理解のためにです））。

〈手紙の内容〉

血液などの体液をアルカリ性に保つことの重要性は、現在ではある程度理解しておりますが、私（＝著者の友人Ｓさん）が体液の酸性、アルカリ性ということに出合ったのは、小学校５年

の時でした。理科の実験でリトマス試験紙が班ごとに配られ、酢や炭酸水素ソーダ、石灰水、苛性ソーダなどを使って、どのようなものが酸性、アルカリ性を示すかということ学びました。〔注：彼の小学校5年という年代は、昭和30年代前半です〕

その時ふと自分の唾液は、どんな反応を示すか知りたくなり、なめてみました。すると唾液はアルカリ性を示したのです。それを見たほかの子供たちも、リトマス試験紙をなめたところ、私（Sさん）のようにアルカリ性の人もいましたが、それは少数で、酸性の人が多くを占めていました。特に酸性の度合の強い人もいました。その時、人によって唾液のPHが異なるのだということを知りました。なぜこのような違いが出るのか、自分なりに考えたところ、裕福な家庭の子供は明確に酸性を示し、ろくなものを食べていない子供は明確にアルカリ性を示し、しかもろくに歯を磨かないにもかかわらず、虫歯がないことが分かりました。〔注：ここでいう〝ろくないもの〟とは、肉や卵や甘いお菓子です。それ以外は主に植物性の食材です。肉・卵・お菓子を食べていた子供は酸性で、野菜主はアルカリ性です〕

裕福な家の子供は、家ではおやつで甘いものを食べているらしいことも分かりました。したがって、当時の私（Sさん）にとって唾液のPHは、その子供の食生活のレベルを示すものという、とらえ方だったように思います。すなわち肉や卵、おいしいお菓子を食べている子供と、そういうものと無縁で、とにかく食べられるものをお腹に入れる子供という違いです。

インフルエンザとの関係でみると、面白い経験があります。中学2年生の時インフルエンザがはやり、特にわがクラスは罹患者が相次ぎ、あと１人休むと学級閉鎖の基準を満たすと、先生が言っていたということを、友だちの１人が教えてくれました。次の日学校に行くと授業が始まらず、みんなガヤガヤとしていたところに担任がやってきて、今週いっぱい学級閉鎖にすると宣言しました。なんと昨日学級閉鎖のことを教えてくれた友人が発熱して休み、基準に達したということでした。

我々元気なものは、仕方なく家に帰ることになりましたが、隣の席の友人が家にいてもつまらないから、海釣りに行こうと誘ってくれました。初めての釣りでしたが、３人でイシモチやキスを15匹も釣り、以来海釣りが私の数少ない趣味の１つになったのです。

中学校になっても私（Sさん）の家の食生活は、ろくなものしか（注：これは原文のままで、この〝ろくなもの〟は植物食と理解します）食べていませんでした。虫歯もありませんでしたから、唾液もアルカリ性だった可能性が、高かったと思われます。小生がインフルエンザにかからなかったのは、貴兄（これは私＝著者）の言うアルカリ性の体質だった可能性もあります。その後、日本人の生活の質的向上により、小生も子供のころのような食生活に終わりをつげたため、現在の自分の体質がどのようになっているかわかりません。当時よりは酸性に傾いているだろうと想像しています。

ただ私（Sさん）は、鼻かぜをひくことありません。これまでもインフルエンザに罹患した記憶がありません。それだけに、本当にインフルエンザに強い耐性を持っているのか、これまでかかっていない分、かかったらひどい目に合うのかがわからず、現状では行動の自粛となっているのです。〔注：これは、コロナ下とも関係していたと思われます〕

私（Sさん）はどちらかと言うと、今でも肉類を日常的にたくさん食べるということはないのですが、一方で甘いものを多く摂っているので、体の酸性化を防ぐことに関心を寄せることは、大事に思っています。

ただ、アルカリ性体質になると、体の中にカルシウム等が沈着しやすくなるといわれ、実際私自身は腎臓に石灰の沈着が見られ、そのせいかどうかは分かりませんが、腎機能が正常人の半分程度しかありません。少なくとも酸性体質を防止するためには、貴兄の贈ってくれた印刷物中の代表的な食材のPH一覧は（注：これは先の表1－1に近いもの）、大いに参考になるので、食材購入の際に役立たせていただこうと思います（手紙はここまでにし、以下は割愛します）。

前にも少しふれたように、彼の手紙にある前半の〝ろくなもの〟は、動物食やお菓子（砂糖が入っている）などで酸性食品です。それ以外は植物食で、アルカリ性食品を意味します。もちろん肉類・卵・甘いお菓子は、酸性食材ととらえられます。この酸性食材以外の多くは、アルカリ性食材ととらえられます（後半の〝ろくなもの〟は植物食と理解します）。つまりインフルエンザになったのは、酸性体質になっていた人で、植物食材の人はアルカリ性体質で、かからなかったということです。この事実は、いまから60年以上前から分かっていました。実際の場では、食とインフルエンザの関係を、スイスの大研究者でなく、体験を通して一部で知っていたのです。

結局インフルエンザも、現生人類誕生時のアルカリ性体質を保持していれば、かからないし、それから逸脱し酸性体質にしてしまうと、かかるということです。

もう1つ重要な点は、〝食で体をアルカリ性にしておくと、歯をろくに磨かなくても、虫歯にならなかった〟ことを、60年前から知っていたことです。これも重視したい。

このような容易に理解できることを拒んできたのは、血液だけをみて（それは体液を見ずに）、人間の体はどんな食材を食べても、弱アルカリ性を保持しているというとらえ方を、してきたからと考えます。つまり、人を含む植物食の動物の唾液（や尿）は、ほとんどの場合、アルカリ性を維持されるとしてきました。しかし肉などの動物の酸性食品を食べていると、体液が酸性に傾くことを重要視する必要があります。そういうとらえ方をしていないことに、いまの問題があります。

日本の医学・医療は、食から人の体をみようとしてこなかったこと、同時に栄養学においても、食材で体液が変わらないというとらえ方してきたことなどが、今日の状況になっていると考えます。しかも体液（すなわち間質液）が変化するという、初歩的なことを分かっていなかったのです。

ちなみに、いまの学校のインフルエンザ感染対策は、健康観察、手洗い、マスク、せきエチケット、換気、消毒などです。食からの対策は全くありません（これは厚生労働省、日本学校健保会の資料による）。

この実態からも強く言います。医学と栄養学は、食と体の関係を正しくとらえる対応をして下さい（そのための研究もして下さい）。そうしないと、国民の本当の健康向上はありません。初心に帰って（人間の自然に帰って）、これまでの既成概念を、全部見直す取り組みが必要です。

これらを要約しますと、第1に、インフルエンザを防ぐ基本は、食でアルカリ性体質にすることです。第2に、健康上からよいとしてきた動物食を見直す必要があります。第3に、食の全体を健康との関係で、正しく見直す必要があります。

2023年秋、この本の原稿を書いている最中にも、インフルエンザの拡大が報じられていま す。しかしその予防には、「食」が全く報じられていません。関係機関は、食とインフルエンザの関係を知らないようだし、知ろうともしていないのが日本の医療・医学です。これは大変残念です。食から健康・不健康をみようとしない姿勢は、いまも変わっていないからです。

第2部　アルカリ性体質下で体は健全になる

1．動物食による体の劣化と植物食による体の健全化
―不浄化の動物食と浄化の植物食―

動物を食べると、人体は酸性化します。しかも人は、肉のたんぱく質を利用するには、アミノ酸に分解しなければなりません。つまり、①鎖でつながっている肉のたんぱく質をアミノ酸分子にほぐして、人のアミノ酸の鎖に入れ替える作業をします。つぎに、②窒素成分を除く作業が必要になります。しかしその過程で、人に害になる代謝副産物を多く生んできます。これらは、「尿酸、メタンガス、硫化水素、インドール、ヒスタミン、ニトロソアミンなど」で、いずれも不浄化物＝毒素であり、それらの蓄積がやがて発がんなどにも作用します。

それだけでなく、代謝で発生した多量の尿酸は、すぐに排泄できないので、筋肉がそれの多く

を吸収し、尿酸結晶を生んでしまいます。この結晶は先が針のようにとがっているので、それにつつかれると、苦痛や不快感が生じてきます。この尿酸の結晶は、リュウマチ、神経炎、坐骨神経痛、腎炎（腎臓内の糸球体が炎症を起こして、たんぱく尿や血尿を出す病気）、あるいはさまざまな肝臓病を引き起こします（これらの点は、ノーマン・W・ウォーカー著『自然の恵み健康法』春秋社、1998年、弓削隆訳による）。つまり肉を習慣的に食べていると、酸性化を促進して尿酸を溜め込み、体に不快な症状や病気を生んできます。

肉食動物は、食べた肉の代謝をするために、ウリカーゼという酵素を出してそれの処理対応をしますが、人はこの酵素を分泌しないので、アルカリ性のミネラル（主にカルシウム）で尿酸を中和しようとします。だがそれは決して容易でありません。人に類する（近い）動物は、約1500万年前から、なぜかウリカーゼ酵素を持たなくなってしまいました。それゆえに、肉などの酸性食品は、人に害を与えてしまうので、人体にとってよくないものです（うまく代謝ができないからです）。

しかも酸性食品を多く摂っていると、血液を酸性方向に傾かせ、これを中和しようとして、骨からアルカリ性のカルシウムを奪ってしまいます（出させる）。その結果、肉などの酸性食品は、骨粗しょう症なども促してきます（この点は、フルータリアン継承委員会「ヒトはどこまで果食動物か?」2022年7月のメモも参考にしました）。

肉食の害は、こうした点を含めて数多くありますが、「人間は動物食を摂って、酸性体質に対応できる動物でない」ということです。一口に言いますと、動物食は人間の生理に合っていない。つまり、肉などの動物食は、人の体に傷害や炎症を起こさせる「不適切な食」です。人は、動物食を自らうまく分解・消化・利用できる体に、なっていないのです。このため人は、肉を少し多目に食べると、自分で自分を侵してしまいます。人は、動物食を摂ることで、このようになってくるという認識・理解が必要です。日本人はこうしたことを知らない人が多く、不健康・病気を増加させています。

けれども人は、植物食を食べていると、体の多くに良い結果をもたらします。植物を食することとは、アルカリ性の体質になることに加えて、他にも3つの大きな力が与えてくれます。それらは、①フィトケミカル、②食物繊維、③食物酵素です。

A．植物にあるフィトケミカルは、抗酸化力が大きいので（酸素と化合するのを避ける力が大きい）、「抗酸化物質」として機能します（このフィトは植物、ケミカルは化学的成分で、植物由来の「植物性化学物質」という意味）。フィトケミカルはすべての植物が持っており、5000種類以上もあり、健康によい作用をしてくれます。それというのもフィトケミカルは、①活性酸素を除去して免疫力の向上を図り、②細胞を病的なダメージから守ってくれます。そして、③傷ついた細胞を修復してくれます。さらにフィトケミカルは、④老化を抑制し、⑤肥満を防止し、⑥心臓病や脳の健康も保って、生きる手助けをしてくれます。

特に、〝化学肥料を与えない〟でつくった植物は、フィトケミカル、ビタミン、ミネラルのそれぞれが多い。もっとも多くのフィトケミカルは、加熱すると減少します。だから、これも生（サラダなど）の摂取が大事です。またアブラナ科の植物（キャベツ、白菜、大根、カブなど）には、がんを防止するフィトケミカルがあります。またミカンに含まれる「β-クリプトキサンチン」は、骨密度を高め、骨粗しょう症を97％低下させてくれます。

しかしながら、電子レンジで調理すると、フィトケミカルの97％が失われます。この点野菜は、蒸すとその損失が11％に過ぎない。電子レンジを使わず、蒸すような調理が大事です。しかも電子レンジの1秒間24億回の水分摩擦は、栄養価の多くを壊してしまう可能性があります。だから健康を考えれば、できるだけ電子レンジを使わない方がよいと考えます。

B．食物繊維は動物食にはありません（あるのはカニとエビの甲羅くらいです）。大事な食物繊維は、腸内細菌のエサになり、彼らを元気にして腸内環境を整え、免疫力も高めてくれます。また食物繊維自体がコレステロールを低下させ、がんや心臓病を生みがたくします。それに未精製（丸ごと）の食物繊維を摂ると、フィトケミカル、ミネラル、ビタミンが豊富になって、それらの栄養成分の相乗作用で、体の浄化を大きく高めてくれます。このことは、丸ごとが体に潤いを与えてくれることを意味します。

食物繊維を含む未精製植物性食品の消費量が多いと、がんと心臓病の死亡率を大幅に低下させます。この点をアメリカのタグ・ライルは、世界12カ国の比較から、未精製植物性食品の摂取が多いと（この主たる中身は食物繊維）、がんと心臓病の死亡割合がグーッと低いことを明らかにしました。逆に未精製植物性食品の摂取が少ないと、がんと心臓病の死は、それに反比例するように多くなっていました。このように世界では、食と病気に明確な関係があることを明らかにしています。

未精製の中の水溶性食物繊維（野菜、果物、海藻、イモ類など）は、有害物質を吸収して排出してくれます。さらに植物の「丸ごと」摂取は、浄化を促して、病気を少なくします（病気のほとんどは、体内の不浄化によっています）。つまり食物繊維は、体を浄化し、免疫力を高め、健康に寄与してくれます。人の体は、植物食に合うようにできています。

C．細胞の活性化には、「生命の源」である食物酵素を知ることです。人において、①「消化酵素」（消化を助ける）と、②「代謝酵素」（代謝を助ける）は、体内でつくられますが、③「食物酵素」（血液の循環をよくし浄化も促進する）は、主に果物や野菜から得られます。食物酵素は、人の体内の循環を良くして、健康を維持してくれます

それに人の細胞の活性化には、「生命力のある原子で構成される、自然の食べ物を自然な状態で食べることが、最も大事です」。人間の体の構造・機能は、現生人類が誕生した約２００万年前から、ほとんど変化していません。そうであるから、体の中に入れる食べ物は、自然の物が一番です。「自然の食べ物」とは、生の野菜、生の果物、木の実、種子類などで、可能な限り加熱や加工していないものの摂取です。これらには「生命の源」があり、細胞を活性化し、浄化も大きくしてくれます。これらのことは、アルカリ性体質下で健康が維持されることを意味します。

特に人体の細胞に宿っている酵素は、植物を構成している酵素と大変よく似ています（これらの酵素は、ほとんどが食物酵素を意味します）。しかも人体を構成する原子の1つ1つが、植物を構成する原子と対応関係をしています。これらは、各々が互いに寄せ合う性質があります。それを利用して、体の細胞はつくり変えられています。特定の原子が必要になると、そこに磁石のような誘引力を互いに発揮します。つまり摂取した天然のままの食べ物の中にある、同じタイプの原子を人体の細胞が引き寄せて、再生を図っています。生の食べ物からの酵素（＝食物酵素）が、磁石で引き寄せられて利用されているのです。その点、加熱や加工した食には磁石はなく、生命力もありません。「生」を食べていると、このことが（生の威力が）分かってきます。活力が出て来るからです。

体をアルカリ性体質にするには、生の植物を多目に摂るのが一番で、その対応が人間を健康にし、元気にしてくれます。かつ長寿ももたらしてくれます。生命の基本は、植物の「生」にあります（一説によると、人は火を使いようになってから、寿命が縮んだとも）。私も植物の生を重視して摂るようになってから、植物にはこうした力があるということを知り、かつ自覚するようになりました。それが80代になっても実感します。

話してきたことをかいつまんで言いますと、現生人類は誕生時に、果物など植物生食のアルカリ性基質の下で、アルカリ性体質を形成しました。そのアルカリ性体質は、現在も続いています。また人は、アルカリ性体質の腸内細菌叢を有しているので、酸性の動物食材をうまく処理できません。肉食で出る毒素処理に必要な酵素（ウリカーゼ）も、持っていないのです。こうした理解が大切です。

加えて少々角度を変えたとらえ方をすると、人は体（その間質液や唾液）がアルカリ性になっていると、「正常な生体」（＝健康体）を営めます。けれども体（間質液など）が酸性になると、「不正常な生体」（＝不健康体）になってしまいます。この自覚も大切です。

2.「フレイル食」は酸性体質を促進

日本では、75歳以上の後期高齢者を対象に、「フレイル食」を推進しています。「フレイル」とは、日本老年医学会が２０１４年に提唱した概念で、「Frailty」＝虚弱を意味する日本語訳です。それには、高齢者のフレイル（心身の虚弱）を予防しようとする意図があり、その指導の１つに、十分な栄養の摂取を推進しています。その十分な栄養の中身はたんぱく質の十分な摂取で、１日に肉、卵、牛乳、魚、納豆の全部を、それぞれ50～70ｇ（牛乳は１８０ｇ）摂るようにとしています。このたんぱく質の成分量は、主に動物性のもので（これに納豆も入る）、トータル65ｇくらいと判断されます。加えてこの指導のパンフレットには、「粗食は『長寿の敵』」ととらえ、食事の品数を増やし、お腹も心も満たすようにとしています。

だがこれは、前の表１－１で示したように、大豆以外の動物性食品の全部が、酸性食品です。

これを毎日食べることは、酸性体質を促進します。その摂取で何が起きるかは、話してきたように病気の増進です。酸性体質にしておくことによる問題が分かってくると、「フレイル食」は、〝病気の推奨〟ととらえても言い過ぎでないように思います。「フレイル食」を食べるようにということの指導は、県や市町村から後期高齢者に来るし、新聞やテレビでも勧められています。ですがそれを、常日ごろ摂取することは、がんの生みであり、循環器や脳血管の疾患、あるいは糖尿病、さらには多くの感染症、虫歯や歯周病、神経炎やリュウマチなどをもたらしてきます。言うなれば「フレイル食」の摂取は、後期高齢者を中心に、多くの病気を推進する結果になっています。

なぜこうなっているのか。その点は大きく分けて、2つのことが言えるように思います。1つは、たんぱく質を十分摂らないと、体が弱まってくるので、たんぱく質の豊かな動物食を摂るようにしていること、2つは、日本において病気の予防や治療に対し、食からの改善をほとんど入れてないことです。

この第1のことは、たんぱく質源は動物食から摂らなくても、植物食からのアミノ酸を摂っていると、それでもって、必要なたんぱく質の全部が容易につくられます。だからこのことを知り、理解することが大変大切です。分かりやすく言えば、牛や馬などの草食動物は、動物食を食べなくても、植物の摂取で（＝草を食べて）、自身のたんぱく質を十分につくっています。そうなので人間においても、植物からのアミノ酸でもって、たんぱく質が十分につくられます。逆に動物食は、すでに話したように、そのたんぱく質を人に利用できるようにする過程で（代謝の過程で）、多くの害になる副産物を生んで、病気を促してしまいます。アミノ酸はどんな植物にもありますので、植物を食べていれば、たんぱく質は十分つくられます。しかも、人のたんぱく質の3分の2は、再利用されます（〝たんぱく質が足りないよ〟と、意識しなくていいのです）。

第2のことは、すでに少しふれたように、日本の医療が明治7年の「医制発布」を契機に、病気の治療を薬と手術に置いて、食を省いたことに基本的な要因があるように考えます。この医制発布では西欧医学が重視され、それまで多かった漢方対応を大きく軽視するようになりました。医学生の学びも西欧医学（主にドイツの医学）を根幹に据えられ、食などは医学の講義に入れなかった。だから「食と病気」あるいは「食と健康」の関係を知る場が、日本の医者たちにいまもない（個人で独学した人にはある）。日本の医学においては、「食と病気・健康」の関係をとらえる基盤を持っていないから、食から病気の予防や治療を行える術（すべ）を持ち得ていない、ととらえられてきます。

だが問題は、こうした現状でよいかと言ったら、答は否です。現在多くの人たちが食べている動物食は、体に良いものとして栄養学で推進しているし、医療の世界でも動物食が病気を生む源になるというとらえ方を、ほとんどしていません。確かに動物食でコレステロールを多くしないように、あるいは血管の不浄化を起こさないように、さらには糖尿病を生まないために、食に一定の注意を払うようにとはあっても、動物食は体を酸性体質にするから控えよという指導は、聞いたことがない。あるいは動物食は代謝に問題があり、体に傷害をもたらしてくるなども、ほとんど言われていない。
だが第1部の4で話した和田医師は、「がんをつくり出す土壌を根本的に改良しなければ、問題の解決にならない」と言っています。これは、アルカリ化食によるアルカリ性体質のつくりを意味しますが、こうしたことの理解をしようとしている医師は、彼のまわりにもほとんどいないようです。それは、「食とがんの関係」を知らない、日本の医療・医学の実態を表しています。そしてそれは、他の病気と食の関係にも言えます。だから、日本ではたんぱく質が重要だとして、それのある「フレイル食」を一方的に勧め、高齢者になるほど病気を発症させています。

こうした問題を根本的・抜本的に解決しないと、病人を多く生み、病気にお金を多くかけ、病弱になっている人の介護人も多くするばかりです。古いことですが、約2400年前に言われた医学の父ヒポクラテスの、「あなたが食べたものは、あなたにとって薬である」ということが、いま再度十分に学ぶ必要があります。われわれの体の体質・機能は、大昔と同じなので、2400年前に言われたことは、そのまま現在にも通用します。「食」なくして、人の健康と病気の解明は、可能にしないのです。

それに世界において、最も長寿で最も健康な人々は、低たんぱく質の下での高炭水化物「丸ごと」食であることを、知っておく必要があります（ディヴィッド・ローベンハイマーら著『科学者たちが語る食欲』サンマール出版、2021年、櫻井祐子訳による）。これもアルカリ性の食（＝そうした食体質）に通じているからです。これは、肉・卵・魚の動物食を減らし、野菜・果物・豆・

全粒穀物などの、植物「丸ごと」食を増やした食です。そこで言わんとしていることは、抗酸化に作用するフィトケミカルと、健康化に作用する食物繊維の摂取が、基本になっています。

もう1つ、人は必須アミノ酸であるメチオニンなしで生きられません。だが重視したいのは、その量を制限すれば、健康長寿を大きくします（約20％高まる）。それというのもメチオニンは、脂肪をエネルギーに変える時に、カルチニンというものの合成にかかわり、心臓病・脳梗塞・がんなどの要因になってくるからです。その点を考えると、植物性のたんぱく質（＝それからのアミノ酸）は、メチオニンが少ないので、カルチニンを多くしません。

動物性のたんぱく質（牛肉、豚肉、鶏肉、卵、子羊肉など）は、メチオニンが多いので、これを植物食に替えることによって、上記の病気の生みが少なくなります。このことは、酸性食品の摂取を少なくして、アルカリ性食品を多くすることに通じます（つまり、アルカリ性体質の下だと病気が少ない）。

この問題はメチオニンだけでなく、必須アミノ酸のアルギニン、ロイシン、イソロイシン、バリンにも言えることです。なお動物食による多目のメチオニンの摂取は、認知症発症の要因にも作用します（この点は第1部の6でも少々ふれました）。それらから言えることは、ベジタリアンが（これらの人はアルカリ性体質を意味します）、心血管系の病気やがんなどにかかりにくいということの、大きな要因の1つです。研究においては、ロイシン（これも動物性たんぱく質に多い）が少ないと、血糖値を大きく下げ、良好な健康状態になったと報告されています（これらは、デビッド・A・シンクレアら著『老いなき世界』東洋経済新報社、2020年、梶山あゆみ訳による)。

酸性体質になれば、健康面にこうしたマイナスを招くということを知って下さい。アルカリ性体質だと、病気の招きが少なく、「人はアルカリ性体質の動物」という理解ができてきます。

だから、政府も、医者も、栄養士も、そしてメディアの取り上げも、この課題に積極的に取り組み発信してもらいたい。それが国益に通じてくるし、個々人にとっても有益になるからです。かつ元気のよい高齢者の増加が促進されます。介護者の苦労とそのためのお金も減ります。国は病気の改善・治療を薬の開発と推進においていますが、むしろ望ましいのは、適切な食の摂取に置くべきと考えます。「適切な食」の摂取がなされれば、健康な人を多く生みます。適切と言えない「フレイル食」は、摂取を吟味する必要がなくなります。

3. アルカリ性体質と体の浄化・不浄化の関係

これまでも少し話をしてきたように、「不浄化食品と酸性食品」は病気を生む面で重なっています。逆にいいますと、「浄化食品とアルカリ性食品」は健康を生む面で重なっています。だから日常的に、アルカリ性食品を重視して摂っていれば、体の不浄化は起こらず、病気を招いてきません。

けれども日本人は、好きだからと言って、動物性食品や小麦製品を多目に摂って、いろいろな病気を生んでいます。しかも栄養学においては、動物性食品に必須アミノ酸が十分あるとして、その摂りを勧めていますが、皮肉にもこれは不浄化を促し、不健康・病気に作用を与えてきます。それゆえに、こうした問題も意識し、ここでは食を中心に体の浄化・不浄化の関係を、具体的にみることにします。

A. 体の浄化・不浄化に大きく作用する第1は、「便秘」です。今日の便秘を促す主犯は、食物繊維のない食品の摂取です。具体的には、肉類、卵、魚類、さらには食品添加物が多く入った加工食品です。これらは酸性食品の代表であると同時に、排泄し切れない有害物質（毒素）を生んで、それの飽和状態をつくり、「毒血症」（＝自家中毒）を起こしてきます。この毒血症は「細胞の便秘」とも呼ばれています。便秘は、大腸に大便を溜め込んでいることだけでないのです。

毒血症すなわち「細胞の便秘」を解消するためには、野菜や果物などのアルカリ性食品を十分摂ることです。それはイコール、動物性食品・加工食品の酸性食品を減らすことです。これは「大腸の便秘」も解消します

B. 体にいろいろな物が溜まり過ぎた場合には、溜まった毒素を出すことが重要です。これは、私たちがそのような自覚のない中で引いてくる、「カゼ」（風邪）です。体はいろいろ溜まった毒を排出するために、カゼという対応で体の「大清掃」を行います。カゼは鼻や喉を通して、有害物質を排出しているサインです。つまりカゼは、溜まった毒素の解毒（浄化）を行っているメッセージです。

カゼ（風邪）を引くということは、不浄化物を多く溜め込んで、体の部分に炎症を起こしている証拠です。それは、溜め込んだ毒素の大掛かりな排泄です。体は賢明な排出を行っているので、食事を摂らないことが大切です。食事を摂っても、消化のよい果物や植物の水（生のジュース（自家製のもの））を摂って、体を休養させることです。この生の水は、アルカリ性が中心になります。体のアルカリ性を促すと、カゼの治りを促進します。

C．血液が不浄化になり・汚れを多くすることは、いろいろな病気の直接的な要因になります。血液や血管における毒素の長期間の溜め込みは、細胞や組織に膿やただれを生んで、胃潰瘍、十二指腸潰瘍、あるいは心筋梗塞、動脈硬化なども生んできます。言うまでもなくこれらの起こしは、動物食＝酸性食品の多い摂取によります。こうなった時は思い切って、植物性食材に替えることが大事です。植物性食品は、アルカリ性の食品を意味します。

がんもまた長年にわたる毒素（その元の多くは、動物性＝酸性食品）を、溜め込んだ結果でそうなります。肉を中心とする飽食の結果が、がんをもたらします。動物性たんぱく質やその脂肪は、誤った食生活の結末、つまり病気の最終地点であるがんにまで行ってしまいます。

そこまで行かないようにするのは、植物食を中心にし（すなわちアルカリ性を中心にし）、未精製・未加工の植物食を十分摂ることです。病気は酸性の動物性食品によっており、健康はアルカリ性の植物食によってもたらされます（このことを十分に知って下さい）。これらの根本要因は、私たちの腸内細菌が、植物性に対応するようになっており、動物性に対応できないからです（私たちのこの体質は、大昔からこうなっており、いまも変わりがありません）。

D．体の浄化・不浄化は、病気のもたらしだけありません。①「肌の荒れ」は、酸性の動物性食品の多い摂取によっています。それを変えるには、アルカリ性の植物性食品を主に摂ることです。これをやってみると、半年～1年くらいで肌が良い方向になってきます。②「髪の毛」も多い酸性食品で白くなり、アルカリ性食品を多く摂っていると、白髪が少なくなります。あるいは植物食をほとんどにすると、白髪の一部は黒くなります（男の場合腕の毛も黒くなる）。

これは③「まゆ毛」も同様です。植物食を主にしていると、高齢化してもまゆ毛はかなり長く黒を維持します。白くなる方は、酸性の動物食を多く摂っている方です。「髪の毛」「まゆ毛」を黒く保ちたい方は、植物特に「生」の植物を多く摂って下さい。かつまた、有機農産物や自然栽培農産物を中心にしていると、黒さの持続に作用します（私はいま82歳ですが、白いまゆ毛は数本だけです）。「髪の毛の抜け」も、アルカリ性体質で少なくなります。

それから、④ひざの痛みなども、動物性食品の摂取がかなり大きく作用します。植物食に替えることが大事です。ひざなどの関節炎は、動物食の代謝の過程で出る副産物の尿酸が、大きな苦痛を与えます。尿酸の結晶は先が針のようにとがっているから、そうなります。いま多くなっている痛風も、尿酸が原因物質です。市販のサプリメントやビタミン剤を主にした通販剤を摂るより、植物食に替える方が有効です。

E．アルカリ性体質にすることは、冷え症も緩和してきます。さらにぢ（痔）は、体内に蓄積した有害な老廃物なので、アルカリ性体質にすると、その浄化に作用して治ってきます。

改めて、アルカリ性体質にすることは、体が浄化されて病気にならず、外貌も若く維持されます。私のように80代半ば近くに入ってくると（かつ食の善し悪しを知ってくると）、そのようなことがよく分かってきます。〔私はこれらことを、食の追求過程で知りました〕

なお薬のほとんどは、酸性物質です。だからいろいろ薬を飲んでいると、体の酸性度合に影響を与えてきます。それによって、体の不浄化を促進し、治る病気も治らなくなってきます。体のアルカリ性化（すなわち健康化）のためには、薬をできるだけ減らすことです。

世界には、薬を1日に摂る種類を、60歳までは4種類、それ以上は2種類というルールがあります。これは高齢化している人に、薬による負担を体にかけないためにです。しかし日本では、このルールはほとんど守られていません。守らない方が、医療関係者の収入を多くするからです。アルカリ性体質にして、薬のお世話にならない人生が大切です。アルカリ性体質は、どなたさんでも自身の心構えと対応で可能します。

4．人のエネルギーはアルカリ性体質下で出る

―これが「ミトコンドリア」を活性化させる―

人のエネルギーは、アルカリ性体質下で多く出ます。逆に言いますと、酸性体質下では、エネ

ルギーが十分に出にくい。だからアルカリ性体質にして、エネルギーをつくる細胞内にある小器官ミトコンドリアが、元気ハツラツになるようにすることが大変大事です。

このことは、人が植物食の下で、ミトコンドリアの機能を形成されたことを意味します。つまり人は、植物主のアルカリ性体質下で、①腸内細菌叢、②ミトコンドリアの機能、③動物を食べて出る代謝副産物の尿酸など処理する酵素を出さない、などが形成されたようです。ということは、体を酸性体質下に置くと、ミトコンドリアの働きも十分にして来ないことを意味します。

私たちの体細胞は約37兆あります。その1つ1つの細胞に、100~3000個のミトコンドリアがあります。細胞自体が小さいし、その小さい細胞に100~3000もあるということは、小さすぎて問題にならないと思うかもしれません。しかしながら、ミコンドリアを全部合わせると、体重の約10%を占めます。そこでは、抗酸化力のある植物食を主に摂っていると、ミトコンドリアを活性化させ、人は元気のある活動になります。

そのミトコンドリアは、3つの機能を担っています。1つは、生きていくのに必要なエネルギーをつくります。そこにおいては、空気からの酸素と、飲んだ水と、食べた栄養素を活用し、エネルギーの95%をつくります。2つは、古くなったミトコンドリアを自身が処理し、新しいミトコンドリアをつくります。その機能が衰えてくると、元気のよいミトコンドリアをつくれなくなり、エネルギーも十分につくれなくなります。3つは、活性酸素の制御を行います。活性酸素はエネルギーをつくる過程で出ますが、それを除去しないと、遺伝子に傷をつけるなどをしてしま

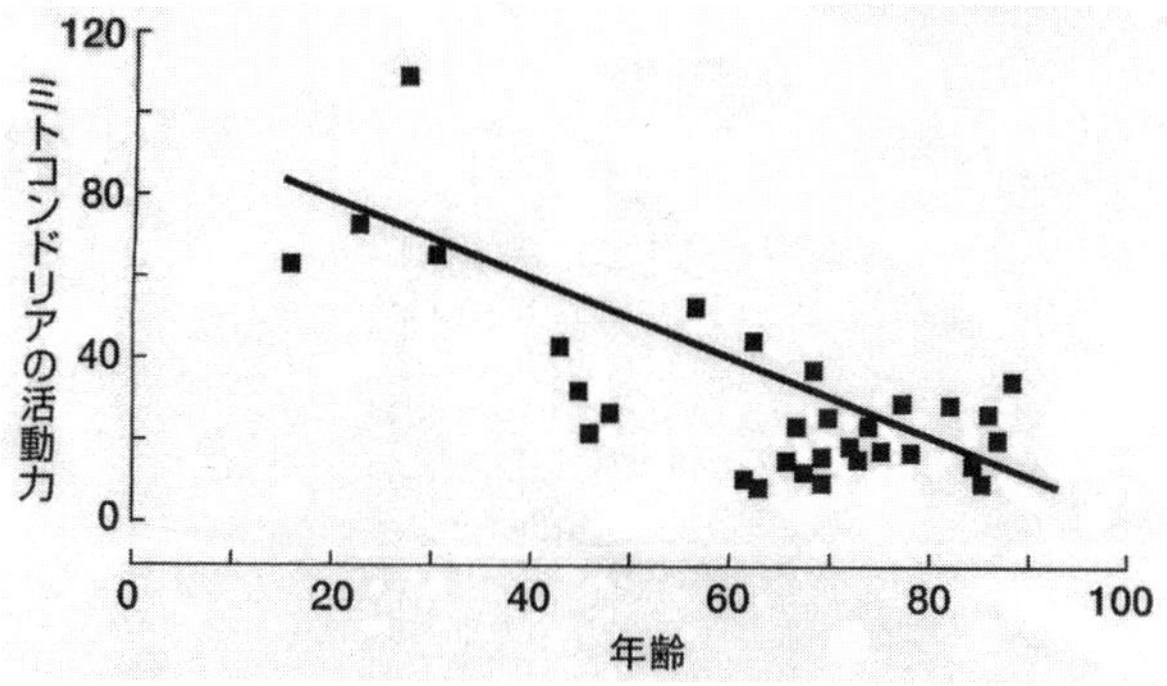

加齢とともにミトコンドリアの活動力はダウンし110歳でゼロに。
被験者ひとりひとりの活動量を■で表す。（データは太田さん提供）

図2-1　ミトコンドリアの力は年齢とともに低下
出典：『クロワッサン』802号、p.93（2011年）

います。そうさせないために、抗酸化対応が必要です。

しかも、私たちが今日の普通の食を摂っていると、ミトコンドリアの力は年齢と共に低下しします（図２－１参照）。したがって、その低下を防止する、「食と運動」が必要です。かつまた、生命力を高める食物酵素の補給も重要です。そして、活性酸素の増加に影響を与える、肉類の摂取控えも重要です（太田成男著『体が若くなる技術』サンマール出版、２０１１年参照）。

ミトコンドリアが機能低下を起こすのは、「体をサビ」させる酸化を進めて、細胞にダメージを与えるからです。それを少なくするには、酸性食品を控えることです。それは主に、①動物食を控えること、②加工食品も控えることです。同時に抗酸化作用のある植物食、特に緑黄色野菜、果物、海藻類を摂ることです。つまり、アルカリ性食材を十分摂ることです。しかも、生命力の源である食物酵素の摂取は（これは「生」の植物食です）、ミトコンドリアの活動を、質と量の両面から豊かにしてくれます。さらにこれには、飽食と間食を避けることも重要です。エネルギーは、腹８分の空腹で出るからです。

それに抗酸化作用には、「自然に近い状態の植物食『丸ごと』の摂取」が大きく影響します。それは、植物の持つフィトケミカルの力とも、置き換えることができます。つまるところ、ここで言わんとすることは、アルカリ性食材を十分摂っていると、ミトコンドリアを質と量の両者から補完し、豊かなエネルギーを出してくれる、ということです。

それから、もう１つ大切なことは、運動をすることです。運動は、ミトコンドリアの老化防止をしてくれるからです。体を動かすことは、基礎代謝を促します（これは古いものから新しいものに入れ替えること）。私は、ウオーキングとジョキングを合わせたものを、30～40分行っています（80代になっているので、いまは週2回くらい）。これやらないより、やった方が活力が出ます。なお、ミトコンドリアの活動力を保持すると、認知症の予防にもつながります。そうなので、高齢者もこのことを自覚して下さい。

ミトコンドリアを活性化させる食は、上記以外に、ビタミンB1のあるもので、玄米、大豆、豆類などが有効です。また食物繊維が豊かなもの（サツマイモやそばなど）、発酵食品（ただしチーズやヨーグルトは除く）、フィトケミカルの豊かなもの、アブラナ科の野菜（小松菜、大根、キャベツなど）も有効です。緑黄色野菜では、トマト、カボチャ、ニンジン、ホウレンソウ、緑茶なども有効です。それに鉄分も十分あった方がよい。逆に肉にプラスして、小麦製品やサラダ油などは、控えた方がいいでしょう。

私は40歳ころから60歳ころまで、過敏性腸症候群に悩まされました（それはちょっと多く食べると下痢になった。だから正露丸を手放せなかった）。この状態だと、エネルギーは出なかった。それは、当時バランスのある食がよいとして、1日30品目を摂る食事でした。それを玄米に替え、やがて植物食ほとんどにしました（またたくあんと梅干しは毎日摂った（たくあんには酪酸があり、腸内環境を整え良好にしてくれます））。それによって、動物食は消えました。小麦も牛乳も消えました。これで60代後半から健康になり、70歳ごろから、病気をほとんどしなくなりました。カゼも全く引かなくなりました。これらによってエネルギーが常に出ることを知りました。80代になっても健康で、病気が近づく気配がありません。医療費や介護費にも縁がない。〔考えてみると、この本の原稿作成ができることも、エネルギーが出るからでしょう。PH測定器で計るとアルカリ性体質です〕

かつて韓国でオリンピックを行ったときに、選手の食事を担当した管理栄養士さんが、つぎのように言っていたのを思い出します。選手の多くが、肉が入った食事より、植物食主の日本食を好んでいた。その理由は「エネルギーが出るから」だと!!

これらからも、アルカリ性食材を摂る、あるいはアルカリ性体質にすることが、エネルギーを多く出してくれるとみてよい。つまり人は、現生人類として誕生した時から、植物のアルカリ体質の下で、エネルギーを適切に生んできました。だがいまの人は肉類を多く摂り、十分なエネルギーを生めないでいます。それはやや大きく言えば、国力の低下、能力の低下、経済力の低下、病人・不健康な人の増加、世の中におかしな問題を出している種々の社会現象、あるいはおかしな犯罪、などを招いているように思わされます。エネルギーの出せる体は、健康の維持と能力の向上に大変大切です。

5．改めて人はアルカリ性体質の動物である

―問題の多い動物食と果物食の価値―

第1部の1で若干ふれたように、アメリカの古人類学者アラン・ウォーカーが、古代人の歯の化石から、初期の人類は、草食でも、肉食でも、雑食でもない、果物を主食にしていたことを明らかにしてから、45年近く経ちました（彼のその発表は1979年）。それは、化石の歯のエナメル質にわずかに残っている傷あとを調べてでした。この研究は、歯の表面に残っている微小摩耗痕を走査型電子顕微鏡で調べ、人の毛の何百万分の1という太さを、可視化したものからでした。

植物の細胞の中には、植物珪酸体（植物の細胞に珪酸が蓄積したもの）のかけらが含まれており、草は植物珪酸体の割合が高いが、果物にそれが含まれていない（肉にも植物珪酸体が含まれ

ていないが、骨をかじった時に歯のかすり傷が残るので、肉食が分かる)。そうなので、果食動物の歯は、磨かれたようにきれいです。したがって、歯の微小な摩耗痕を調べれば、どんな種類の動物であり、何を食べていたかが分かります。

こうした中で、草食から肉食に移行した動物や、逆に肉食から草食に移行した動物は珍しく、数が少ないという。草食から肉食に移行し転換したのに、バッタネズミ(アメリカの西部に生息)がいるようです。他方、肉食から草食に移行した動物にパンダがいます。だがパンダにおいても、草食に移行したと言い切れない。なぜなら、パンダの腸内細菌の構成は、草食動物と大きく異なり、いまだに肉食動物と同じ腸内細菌叢を保有しているからです。パンダの腸内細菌叢は、200万年かけても竹食に適応していないのです。パンダは1日12~13kgの竹を14時間もかけて食べているが、それの消化は17%に過ぎない。竹のセルロースを分解する腸内細菌叢が育っていないためです。このことは、一端形成された体質が、容易に変化しないことを意味します。それでここでは、再度もう少しパンダの話をしておきます(第1部の1で話したことに加えます)。

クマ科の動物のパンダが、竹を食べはじめたのは700万年前で、それが420万年前に肉の風味を感じる「うま味感知能力」を失い、240万年前~200万年前に、食事のほとんどを竹に移行しました。だが腸内に草食動物に豊富なルミノコッカス属やバクテロイデス属などの細菌は、見つからなかったという(これは中国の上海交通大学の研究による)。

この点、人もパンダと同様に、誕生してから200万年経っても、誕生当時の体質に変化がほとんどない。それを一口で言えば、人は肉の消化を上手にできる腸内細菌叢になっていない、ということです。人の腸内細菌は、「植物食をうまく処理する腸内細菌叢」です。

それから肉食動物のほとんどは、体に必要とするビタミンCを体内で合成できます。しかし人は、果物を多く食べている動物と生理が似ていて、ビタミンCを摂取しなければならない。これは人の形成期に、〝果物を食べてビタミンCを確保していたため〟、と考えられます。同時に人は、果物を多く食べてビタミンCを確保する果食動物と似た生理を有しています（しかも人やサルは、果物を確保する能力が高い）。

ビタミンCは、細胞と細胞を連結する役目を担う、コラーゲンの合成に欠くことができず、不足すると血管をもろくして、体のあらゆる部位から出血するようになります（これは、フルータリアン継承委員会「ヒトはどこまで果実動物か？」２０２２年、フルータリアンのメモによる）。

しかも人の腸は長さにおいて、肉食動物より圧倒的に長い。人の腸は胴体の約12倍もありますが、肉食動物の腸は胴体の3倍くらいに過ぎない。肉食動物の腸が短いのは、食べた肉が腸内で腐敗しないように、早く出すようになっているからです。

これに対し人の腸は、植物をゆっくりかつ十分に消化するために、長くなっています。だから肉を食べると、腸が長いために体内の食移動に多くの時間を使って、腐ることもあります。また肉食動物の胃酸は、人の胃酸と比べて10倍以上あります（１００倍やそれ以上という見解もある）。

それから肉食動物は、食べた肉の代謝のためにウリカーゼという酵素を分泌します。しかし人は、ウリカーゼを分泌しないので、アルカリ性のミネラル（主にカルシウム）により、代謝で出た尿酸を中和します。このために肉を食べると骨から多くのカルシウムを出させます（これが骨粗しょう症の要因にもなる）。しかし、それでもっても肉の十分な消化ができないので、尿酸は筋肉に蓄積されて結晶となり、それがとがっているので、体の多くに苦痛や不快感を与えます。尿酸の結晶は、リュウマチ、痛風、神経炎、座骨神経通、腎炎（たんぱく尿や血尿など）、あるいは肝臓病の引き金にもなります。つまり人には、食べた肉を十分処理する能力がないので、そのようになります。こうしたことから、いま肉をムシャムシャ食べる日本人が多いので、日本は病気大国になっています。

植物食の動物（人を含む）の唾液や尿は、基本的にアルカリ性ですが、肉食動物の唾液などは酸性です。けれども人は、酸性食品を多く摂取すると、血液をも酸性に傾かせ、それを中和のために、骨からカルシウムを出させて、骨粗しょう症をはじめ、多くの病気の原因になります（これらは前にも話してきました）。これらをみても、人にとって、動物食は欠かせない栄養素とみることができません。動物食はかえって、体に害を与えてくるからです。しかも人は、雑食動物に進化をとげたとも考えにくい。いまの人は表面上なんでも食べる雑食動物になっていますが、しかしそれによって、日本人は体に多くの不調をもたらしているからです。肉食は人間の生理に合っていません。

農耕や牧畜がはじまったのは、約1万年前からです。ですが、この1万年という時間は、身体に変化をもたらすには、短か過ぎます。この間に、消化の助けなどに酵素の変化が若干あるだけです。つまり牛乳の乳糖を分解する酵素は、1万年前にはなかったが、6千年前から西欧の人たちが持つようになりました。しかし牛乳を飲む習慣がなかった日本人などは、乳糖を分解できる人が15％くらいです。他方、日本人はノリを分解できますが、他の国の人は、ほとんどノリを分解できません。1万年という時間は、この程度の体質変化に過ぎません。1万年は、人が雑食体質に進化したと言えない短い時間です。

それに調理に火を使うようになって、75万年（あるいは他の説では50万年）経っていますが、人は熱を加えたものを十分活用できる体質になっていません。少し前から問題にされている「終末糖化産物」（AGE）は、食べ物の糖質とたんぱく質を同時に加熱することで発生します（たとえば「カステラ」などにおいて）。それによって、「終末糖化産物」になってくると、食品がかなり強い毒性を持ち、老化の原因物質にもなります。それを多目に食べることは、肌・血管・骨の老化・糖尿病、さらには白内障やアルツハイマー病を促進してきます。

こんがり焼き上がった香り良い茶色の食は、多くの「終末糖化産物」を発生しています。これはいま、私たちが日常食べている、ステーキ、焼き肉、ハンバーグ、肉料理、コロッケ、パンケーキ、ポテトチップス、フライドポテトなど、数えきれないほどになっています。なかでも、終末糖化産物の悪玉である「アクリルアミド」は（この代表の1つが「ポテトチップス」）、発がん性の恐れが高い物質です。

このことは、現代人が昔からの果食動物体質（これはアルカリ性体質とも置き換えることができる）のままで、いま食べている食はその路線からはみ出し続けていることを意味します（これは雑食動物になっていないと言うことです）。しかしはみ出しは、多くの不健康・病気を抱え込んできています。

しかも日本人は、数百年前から油を使った高温の調理を行い、かつここ100年くらい前から、砂糖や精製穀物を食べ、他の動物が口にしない食を食べ物にしています（これはいまテレビの宣伝に出て来るような甘い食べ物など）。つまり、油や砂糖や精製穀物、さらには加工食品、電子レンジ食品などは、健康を害する食品と言われながらも、〝美味しい〟ことを第1に置いた食摂取行動をしています。そしてこの〝美味しい〟食品は、ほとんど酸性食品です。これらは、動物食や小麦製品と合わせて、代表的酸性食品です。しかしそれらが体をむしばんでいます。日本人は、〝人がアルカリ性体質の動物〟ということを全く意識せずに、それらを食べて不健康・病気を招いています。それは、若い人や中年のみならず、高齢者も同様で、病気を自ら招いています。だから、こうしたことの問題を知ることが、大変大事です。

この実態を改めるには、人間の体質は果物食の下で形成されたことを、個々人が知り・認識し、〝人はアルカリ性体質の動物〟であることの自覚が大切です。この自覚の下での食行動が、健康に大きく貢献してくるでしょう。最も果物に熱の加えは、その価値を大きく低下させますので（熱は酸化も酸性化も促進します）、十分注意を払って下さい。しかも生の果物食は、それ自体ではほとんどの栄養を満たしてくれます。そうなので、日本人はいま、果物食の価値を、自覚してみる時期かもしれません。果物の摂取は、体の浄化を促進し、健康をより大きくさせます（ただ果物は、可能なら化学肥料や農薬の使用がないか、少ないものを摂って下さい）。

ところで改めて、人はどうして老化に作用する、病気を生んでくるのでしょうか⁉　それはこれまで話してきたように、人は本来アルカリ性体質の動物なのに、酸性食品を多く食べて体に炎症を起こし、細胞の老化を促進してしまうからです。特に老いは、慢性炎症が作用していることが分かってきました。これを避けるには、植物食を多く摂って、慢性炎症に作用する、老化細胞を排除することです。それは筋力の低下も少なくします。

この点野生の動物は、自身の体に合った自然のものを食べているので、炎症が少なく、顕著な老化もないようです。それゆえに、人は酸性体質に大きくかかわる動物食など（肉類、卵、小麦、チーズ、添加物多い加工食品）を少なくして、自然に近い植物食を主にすることで、慢性炎症を抑制し、細胞の老化も促進させず、健康長寿を可能にしてきます。こうした食は、植物の持つ食物酵素も活用できて、高齢化しても健康で過ごせます。

付Ａ．人は果物や野菜から大きく離れると、ビタミンＣ不足で壊血病になります（これはいろいろな出血が起こす病気です）。ヨーロッパではかつての大航海時代に、長い船旅で、大半の船乗りが壊血病になり、死んだ人も多いようです。船上の食事は、塩漬けした肉と小麦のビスケットがメインで、果物や野菜の長期保存は、当時容易にしなかったからです。人は「生」の植物食を欠くことができません。それは、いまでもそうです。

付B．1年間南極で過ごす南極越冬隊員の、食事における最高の好物は、〝キャベツの千切り〟だそうです（越冬隊員たちが、そう言っていました（テレビに出た人たち））。これを考えてみると、越冬でビタミンCなどが不足して、体は必然的に自然の「生」を欲しくなっているように思います。人は果物や野菜を抜きに生きていくことが、できないことを意味しています。このことからも、人はアルカリ性体質の動物であることを、示しているととらえられます。

補2．アルカリ性体質対応の要点

◎アルカリ性体質対応の要点は、つぎの通りです

（1）「人の体質」は大昔と変わっていない（この理解が大切です）

（2）「PH6以上」の食を主に摂る（アルカリ性体質になってくる）

（3）PH3〜5の食は楽しむ程度で少なくする（動物食・小麦製品・加工食品を少なく）

（4）植物食は「生」を重視して摂る（これは、アルカリ性体質と食物酵素に大変大事）

（5）植物食は「丸ごと」摂取を基本にする（栄養素の相互作用と抗酸化作用が大きい）

（6）「サラダ」をメインに野菜1日500g摂る（「オーガニック」ものを重視して摂る）

（7）植物の「フィトケミカル」「食物繊維」「食物酵素」は、身体を健全にしてくれる

（8）アルカリ性食品は80％以上を摂って、酸性食品は20％以下にする

◎食は何のために摂るのか！（美味しさだけの食の摂取は、体を不健康にします）

・それは、①生命の維持、②健康の維持、③エネルギーの確保、④浄化を図る、⑤美味しい、の5点です

・特に④の「浄化を図る食」を重視して摂ることが大変重要です

・「体の不浄化に影響の大きい食」は、ア．小麦　イ．フレイル食、ハ．リンのある食品添加物、ニ．超加工食品（これの添加物の多くは、石油産業に由来する化学合成物質）など

・〝体の不浄化に影響の大きい食〟は、極力少なくすることが大事です。

補3．小麦は極力さける

小麦は、健康上大きな問題を抱えている食品です。

それは、品種改良でグルテンが40倍に増え、「もれる腸」を生み、あらゆる病気に作用するからです。さらにグルテンが多いこともあって、そのエクソルフィンが強い依存症をもたらして、小麦食品からなかなか離れられない、ということもあります（これらのことは、長谷山俊郎著『健康長寿をもたらす食』農林統計出版、２０２２年を参照して下さい）。

それらと合わせて、今回さけるべきものとして強調したいことは、小麦が強い酸性食品だから

です。つまり小麦のPHは4です（これは体に入れた時のPHです）。そしてこれをパンにした場合もPH4、しかしパスタにするとPH3です。それほど酸性が強いので、日々パンなどを食べていると、確実に酸性体質にしてしまいます。ということは、いろいろな病気を生みやすい体質になっているということです。だから常日頃パンを食べていると、がんにも、コロナにも、インフルエンザにも、かかりやすくなります。また循環器疾患や脳梗塞、あるいは糖尿病にもかかりやすくなります。

明治時代に食養学者であった石塚左玄は、〝小麦を雑穀の中の雑穀〟とし、健康をもたらす主食になりえないとしました。かつ大麦より大きく劣るとしました。しかし日本では、戦後アメリカの余剰農産物処理に荷担する中で、小麦食品は健康によいものとして推進してきました。学校給食でも小麦を重視してきました。そうしたこともあって、日本人は小麦への依存性を強め、今日に至っています。それが多くの病気の生みになっています。それに小麦の消費が多いと、コロナの感染者を多くします。これは国別比較で明らかになっています（この点は第5部の4で話します）。

しかも小麦は、酸性体質をつくる面からも、よくない食品であることが確かなので、自身の健康、日本人の多くの人たちの健康を図る面で、小麦を極力さけることが重要です。それをなくして、病気大国の日本、介護大国の日本の改善は、可能にしません。言うまでもなく、小麦業界を支援するような対応も、改善する時期です。日本の人たちの健康を多くして、人の気力、活力、やる気の向上が、いまの日本に求められています。日本にはすぐれた米、特にすぐれた玄米があります。

アルカリ性体質をつくる面から、小麦をさけることを強く望みます。そのための政府の指導を望みます。これは日本の国民みんなのためにです。

それから、いま国民の朝食に多くなっている、パン（トースト）、ハムエッグ（または目玉焼き）、コーヒーという組み合わせは、酸性体質をつくっている典型です（これらのそれぞれのPHは最も低い方だからです）。これを変えなければ、あなたに健康はありません。

加えて花粉症は、主に小麦による「もれる腸」に基因し、鼻、口、目に炎症を生じているところに、花粉がついて起こしてきます。小麦を摂らないと治ってきます（国民の花粉症率43％（2023年））。

多くの持病は、酸性体質で生み、アルカリ性体質で解消されます。小麦はいろいろな持病の生みにもかかわっています。これは重要視して下さい。

なお小麦の多くの問題を知ってもらうために、日本での最初のその翻訳出版本をかかげておきます。つぎの本を十分参考にして下さい。ウイリアム・デイビス著『小麦を食べるな！』（日本文芸社、2013年、白澤卓二訳）

補4．座骨神経痛・神経炎・リュウマチ・痛風の原因は「肉食」

新聞の宣伝をみていて気づいたことは、座骨神経痛などに対する間違った促しが多く、あえてこの「補4」を出しました。〔これは、第2部で話してきたことと重複します〕

肉は、消化されるためにアミノ酸に分解しなければなりません。その過程で多くの尿酸が出ます。人は尿酸をすぐに排出できないので、筋肉がそれを吸収します。やがてその筋肉は、尿酸の結晶で飽和状態になります。その状態の結晶の先が針のようにとがっているので、それにつつかれ苦痛や不快感を生じます。つまり尿酸の結晶が、座骨神経痛、神経炎、リュウマチ・痛風などを引き起こしているのです。現在摂取の多い肉食が尿酸を溜め込んで、こうした障害をもたらしています。

だから新聞宣伝ビタミン中心のサプリメントに、惑わされないようにして下さい。それでは治りません。肉を控えることが大切です。人は尿酸を分解・排泄する酵素のウリカーゼを持っていないからです。人間の体は、動物を食べてうまく処理できるようにつくられていません。かつ人間の体は、生理的に肉を必要としていません。

このことは、もう40年以上前に、ノーマン・W・ウォーカーが明らかにしています

補5．健康のためにはPH測定器の活用が有効

自分の体が、アルカリ性体質か、酸性体質かを知るには、PH測定器を備えておくことが大変便利です。PHの測定は、リトマス試験紙でも大まかなことを分かりますが、正確なことを知るには、PH測定器があった方がよい（その方が、いろいろな対応に便利です）。

私が使用している測定器は、「HORIBA コンパクトPHメータ LAQUAtwin」というものです（図2

―２）。これは、歯科クリニックが患者の唾液PH検査に使っているものなので、測定の信頼性は高いとみてよい。

このHORIBAのコンパクトPHメータは、通販モノタロウから容易に購入できます。価格は、送料を入れて２万３０００円位です。

同時に国民の健康にために、政府が購入価格の半額くらい補助することも、重要と思います。それは、国民の健康管理に大きく貢献できるからです。

最初少し高いなと思いますが、実際使ってみると、少々の時間でPH値が分かりますし、なによりも安心感を持てます。酸性体質である場合は、どんな食構成でアルカリ性体質にするかの行動目標を、自分なりに持てます（表１―１の「アルカリ性・酸性の食品表」を用いて）。私は、みなさん自身の健康管理になるという意味で、測定器を持たれた方がよいように思います。また食事が変わると、PH値が変化しますので、①自身の体がアルカリ性体質になっているか、②酸性体質のままなのか、さらに、③食にどのようなものを取り入れたらよいのかが、分かってきます。

これは家族全員で使用できますし、職場のグループなどでも使えます。このPH測定器１つで、①自分が健康になっ

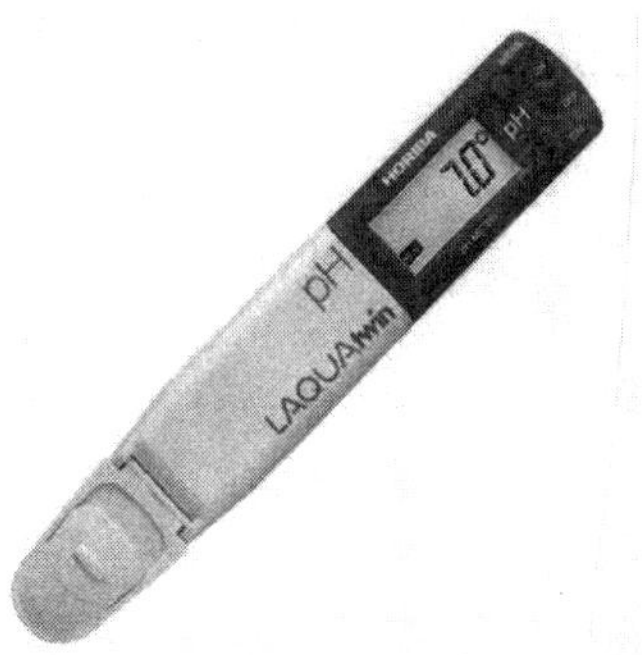

図 2-2　PH 測定器（HORIBA コンパクト pH メータ LAQUAtwin）

てきたことが分かるし（病気がついてこないで、離れていくことも分かります）、②そうしたことがなぜもたらされたかなども、分かってきます（自分に説明ができてきます）。さらに③病気の予防対策にも使えて、④自身の健康維持のためにも便利です。これはPH測定器を使った私の実感です。

第３部　自然のものは健康に大きく作用する

１．酵素の力

酵素は、人の健康維持に必要です。少し前まで、酵素は体の中でつくられることから、重要視していませんでした。しかし最近酵素は、生命力を高めるために重要なものと、位置づけられてきています。

その酵素は、①食べ物の消化を助ける「消化酵素」と、②栄養を体の細胞に届けて新陳代謝を行う「代謝酵素」と、③血液を循環させ浄化を促進する「食物酵素」があります。この①と②の多くは、体内でつくられますが、③は生の果物や生の野菜から得られ、生命力に大きな作用を与えます。酵素は、体の営みとエネルギーの発揮に関与しているので、「生命の源」と言われるようになっています。そうなので、健康には酵素を常に十分に確保して置くことが、極めて重要です（人体の酵素の種類は、５０００以上あると言われています）。

新鮮な天然の食べ物の中にある植物の酵素は、活力に満ちたパワーを発揮してくれます。つまり人の生命力の基本は、植物の「生」にある酵素が大きく作用しています。酵素は、生命力のあるすべての細胞の原子と分子に宿っている、生命力そのものであるからです。その原子の生命力は「酵素」にも分類されます。このことを明らかにしたのは、ノーマン・Ｗ・ウォーカーなので、ここでは、主に彼のとらえ方を中心に、「酵素の力」を整理して話すことにします。それは、健康な長生きに直接的にかかわっているからです（以下は、主にノーマン・Ｗ・ウォーカー著『自然の恵み健康法』春秋社、１９９８年、弓削隆訳を参考にし、私の経験も少々加えます）。

ノーマン・Ｗ・ウォーカーによると、人間の体の構造は科学技術が発達しても、原始の時代（大昔から）から、ほとんど変化していないとしています。これは、時代の流れで食が変化しても、体は容易に変わらないということです。そうなので、体に入る食べ物は、自然の物が一番であり、それが健康を促して、元気ハツラツとした若さのある体にしてくれます。この「自然の食べ物」とは、生の野菜、生の果物、木の実、種子などです。しかも加熱や加工していないものの摂取です。また木の実や種子には、つぎの生命の素となるものが、ぎっしりつまっているので、これも重要です。

人体を構成する細胞の活性化には、「生命力のある原子で構成される、自然の食べ物を自然な状態で食べること」が、最も大事です。しかも自然な食の摂取は、浄化を促進して病気も肥満も解消してくれます。自然な食が健康の維持に大変重要です。

実は私が、こうしたことを知り、これに近い食に替えた70歳少し前から、健康を自覚するようになり、今日に至っています。そしてノーマン・ウォーカーのことを知り、より健康的になった背景には、こうしたこと（自然的な食の摂取）があったためと、とらえられるようになりました。

人も自然の動物なので、健康は自然に従うことが最も重要です。自然の法則を無視すると（たとえば、脂肪の蓄積に作用する肉などを多目に摂っていると）、体の機能を鈍らせ体を重くして、心も憂うつにさせてきます。だから、体にマイナスの影響を与える不自然な食べ物は、できるだけ避けることが大事です。このため健康には、活力を与える食を知って、その摂りに自分を教育し、コントロールする意識と行動が大切です。

体を構成する1つ1つの細胞には、生命と食の変化に対応する知性が備わっているので、その働きを正常にしてあげる食べ物の与えが重要です。人体にはかなりの耐久性がありますが、それを酷使しない自然からの贈り物の届けが、特に大切です。一口に言えば、自然の当たり前の物を当たり前に摂ることです（調理にごちゃごちゃ手を加えない）。

食べること、すなわち栄養を摂るということは、全身の細胞と各組織を構成している原子と分子に、適切な栄養を補給して、再生を図ることです。生命力とエネルギーの素である原子と分子の力が、細胞になくなってくると、食べている食から得ます。この対応は、生きている限り絶えず繰り返します。これを（＝新陳代謝を）、効率よく無駄なく行うことで、健康が築き上げられます。脂肪などが多くなれば、無駄な負担を生んで、不健康になってきます。
その意味からも、栄養のある食べ物は、新鮮な酵素に満ちたものです（それは、生の果物と生の野菜などが主になります）。生の生命力あるものからの栄養補給は、体の生命力を高めてくれます。

食べ物は、見た目がいいと、消化液の分泌を良くしますが、見た目が悪いと、消化液の分泌を不順にします。だから見た目の配慮が大切です。なので、食の見た目は、それなりに良くして下さい。ですが、お店などで提供している食べ物には、見た目が良くても、体に良くない食品添加物などが、多分に入っているので、十分注意をして下さい（これは多く摂らないこと）。消化の機能を助ける臓器には、肝臓、すい臓、胆のうなどがあります。

これを知った上で、つぎのことがらが大変重要です。消化対応で大きな働きをするのが肝臓です。食べたり飲んだりして細かくなったすべての食べ物粒子は、血液によって肝臓に運ばれてきます。そして食べ物の原子と分子は、肝臓の中で再合成され、各組織に運ばれて栄養となって補給され、それぞれの組織を再生し、修復されます。

ここで特に大事なことは、加熱した食べ物や加工食品は、肝臓に大きな負担をかけてきます。なぜならその食は、加熱などによって生命力が失われているからです。食物の中の原子には、磁石（引き合う力）が必要です。しかし加熱や加工などで死んだ食には、磁石が働かない（結びつく力がなくなる）。その結果、食べ物の多くは無駄を大きくしますし、また無駄になったものの処理に負担をかけます。それらによって、各組織の生命力が少なくなります。

他方、人体の細胞に宿っている酵素は、植物に宿っている酵素とほぼ同じです。しかも、人体を構成する原子の１つ１つが、植物を構成する原子と対応関係をしています。人体の細胞を再生するには、何らかの原子が必要になりますが、食べた生の食べ物の中の酵素が、磁石で引き寄せられて利用されます。自然の植物の食べ物には磁石がありますが、加熱や加工で死んだ食には磁石がない。生命力がない食べ物は、このことを意味します。

しかし、生の野菜や生の果物を多く食べていると（あるいは新鮮な生のジュースを飲んでいると）、肝臓の機能は正常に働いて、①必要なたんぱく質の合成や貯蔵、②順調な浄化や解毒、③消化に必要な胆汁の合成、などを行ってくれます。そして新しく合成された養分や原子・分子は、血流に乗って全身の組織に運ばれます。

けれども、磁石の働きが悪いなどで、こうした対応を怠ることがあれば、細胞が活性化されず、体表の容貌や体型にも良くない表われをして、老化を促進します。余分な脂肪は、慢性病を引き起こしてきます。こうした問題は動物にも言え、熱処理された牛乳で子牛を育てたところ、子牛は半年で死んでしまいました。それは、酵素のすべてが死滅した牛乳になったからです。栄養補給の手段は、自然の食べ物に豊富にある、生命力ある酵素を摂ると言うことを忘れないで下さい。〔付：日本で加熱殺菌していない牛乳は、北海道中札内村の「想いやり生乳」（想いやりファーム）です。ここは牛の飼育が自然に近く細菌数少ないので、加熱せずに〈＝殺菌せずに〉飲めます〕

しかも肝臓は、人の体の働きを正常に保ってくれる、縁の下の力持ちです。なので、肝臓に負担をかけない、肝臓が喜ぶ食べ物（植物の生で、加工しないもの）を摂るようにしましょう。その結果として、あなた自身が、日々元気に過ごせるようになります。それは高齢化してからも、そうなります（私の実感からもそう言えます）。

もう1つ、大変大事なことがあります。動物の肉は必須アミノ酸のすべてを有しているので、「完全なたんぱく質」とも言われています。けれども、動物のたんぱく質は、そのままでは人の体に消化・吸収されません（この点はすでに、第2部に2でも若干話しています）。つまり動物のたんぱく質は、人に利用できるように、再構成しなければなりません。人は肉を食べると、人に合う原子まで分解し、その原子を再合成して、人のために必要なアミノ酸構成のたんぱく質をつくり上げます。だがその過程で、人に害になる代謝副産物をいろいろと生んでしまいます（そのことを第2部の2では、特に尿酸のことを話しました）。

このことに関連して、アメリカの世界的栄養学者T・コリン・キャンベルは、「私たち人間は草食動物とほぼ同じ特徴を持っており、肉食動物と共通するものはありません」と言っています（T・コリン・キャンベル著『WHOLE』ユサブル、2020年、鈴木晴恵監修・丸山清志訳において）。でもこのことは、草食動物の肉は人間に向いていると言っているのでありません。食べ物を見る場合、ひとつ1つの構造・仕組みを明らかにし、人間に向いている食べ物を割り出すことが重要、と言っているのです。

これにかかわって、新鮮な生の野菜や生の果物の摂取は、再合成をせずに（合成の労をせずに）、そのままで利用できます（ただし、可能か限り化学合成物（化学肥料や農薬など）を使用していない食材がよい）。しかもすべての野菜と果物は、アミノ酸の合成にかかわれる原子を含んでいます。そして生の植物の場合、消化器官で分子に分解する作業を、行う必要がほとんどありません。植物のアミノ酸は、単に原子と分子に分解をする援助だけで、人に素直な形で利用できます。利用にあたっては、人の体に負担ないのです（ただしこれの基本は、生の場合です）。人の体は、植物を容易に利用できる構造と機能を備えています。

しかし動物の利用は、そうなっておりません。近年多く摂取されている動物食は、体にいろいろな負担をかけ、それによって病気を招いてきています。この点においても、人は植物食（＝アルカリ性食）を食べる動物、という理解ができます。

生命を育むためには、生命力が必要です。アミノ酸を構成する原子は、生命力があるときに効率的に機能してくれます。多くの草食動物は、植物に含まれているアミノ酸を素に健康な体をつくり上げています。馬や牛や象などの草食動物は、驚くほどの力があり、優れた耐久性も備えています。この特性は、生の植物を食べていることで得られます。逆にほとんどの肉食動物は、重い荷物を運ぶ力も耐久性もありません。アミノ酸の生命力を失っていない生の植物は、あなたに健全な生命力をもたらしてくれます。その健全な生命力が「酵素の力」です。不自然な化学物質（食品添加物など）は（それを加えられている加工食品などは）、生命力をそぐことを知って下さい。

良質な栄養とは何かを理解することに大切なことは、生命力のない食べ物は、体の中で機能しないということを知ることです。それは、加熱調理された食べ物で（約50℃以上で）、酵素が失われて、栄養価も失っているものです。酵素というのは、生命力のあるすべての、原子と分子の生命力そのものです。そして、酵素がエネルギーとしての体の中で機能を果たすと、血液やリンパ液に乗って大腸に運ばれて、老廃物として排出されます。

ここでもう1つ知っておきたいことは、生命力にない食べ物においては、細胞を再生し活性化させることがほとんどないことです。これは、①酵素を失った食べ物であるだけでなく、後で話すように、②ミネラルやフィトケミカル（抗酸化物質）などが大きく減少しているものです。それゆえに、自然の食べ物が重要です。自然栽培の野菜を常に摂取していると、その自然の快適なエネルギーを知れます。そしてまた、それを知ってくると、いまの人たちは不自然な食対応をしているなぁーということに、気づかされます。

お店で売られている小麦粉を使った揚げた食べ物は、大変消化が悪いので（中には消化不可能なものもある＝高熱処理や石油系の添加物などで）、避けることを望みます。特に超高温で調理したものは、なおさらです（味はよいかもしれないが）。そうしたものは消化されないので、大腸に到達しても、腐敗するだけです（そして便は悪臭を放し、便秘になり、口臭もして、お腹の脂肪の原因にもなります）。健康には外食を減らした方がよい。

どの栄養素も、人体で有効な利用がされるように、栄養素の分子が原子まで分解されますが、このバランスが崩れると（あるいは十分に分解されないと）、お腹に蓄えられるだけです。砂糖は高熱で加工されていますので、酵素が死滅したものです。だから多目の摂りは、数々の病気を起こしてきます。こうしたことを知って、適切な食の摂りを実行すれば、あなたの健康が維持されます（栄養士さんが調理で用いる砂糖は、適切でありません）。

いまの世の中には、不自然な人工の食べ物がたくさん出ています。ですが、少しさがすと、自然な食べ物もかなり出ています。それを取り入れて、自然な食べ物を食べていると、酵素が豊かなので健康体にしてくれます。「酵素の力」を確保する食べ物対応は、アルカリ性体質の形成と十分重なってきます。

2. 自然的対応の農作物の大事さ
―フカフカな土が生命力高める植物をつくる―

しばらく前から、日本の国力の低迷が問題にされています。それを簡単に要約して言いますと、ここ25～30年くらいにわたって経済が横ばいになり、それらによって実質賃金も横ばいになり、貧困になっている人の増加も招いているからです。日本のこの低迷は、技術革新の低迷においても示され、それの国別位置づけが、世界の先進的な国60カ国中59位という実態にあるからです（これは数年前のものです）。こうした実態にあるから、個人の経済力も低下して、よいものを買える人が少なくなり、多くのところでデパートが消えてしまいました。日本の経済の競争力は、いま世界34位とも言われています（1985年ころは世界2位でした）。「失われた30年」とも言われるように、日本はすべての面で、大きく後れをとってしまいました（大学のランクも、東大は29位、中国清華大12位。２０２４年）。

なぜそうなったかについては、いろいろな見解がありますが、私は「国力の低下」に基本的な要因があるようにみています。しかも、〝その「国力」は「地力」に大きく要因している〟と、見受けられます。つまり「土」（＝農地）が劣化し、よい農作物が得られず、それが健康にも影響し、「活力」も衰えさせている。そうなってきたので、元気に働く人（あるいは元気に活動する人）が少なくなった。結局それらが、人にとってよいものを生み出すこと（＝技術革新）につながらず、経済全体が低迷しているという構図です。だから国の成長には、「地力」の向上を図って、そこから出る良い物を食べることが、大変大事と考えます（同時にこの状況にあるから、国の方向を描いて示せる人も、みられません。これは政治においても、しかりです）。

では日本人はここ20～30年、食べてきた食（＝農産物）のどこが良くなかったのか!? それについて、これまでに動物食の問題は一定程度話してきましたが、ここでは、現在私たちが食べている植物食の問題を取り上げます。それと言いますのも、植物食においても、中身のある植物の摂取が大切だからです。

その何が問題かを知るには、いまの農業は、①化学肥料・農薬・除草剤を使い、②大型機械で農作業を行い、③単一作物だけをつくるやり方の、問題点を知ることです。それの大雑把なとらえ方は、こうしたやり方の近代的農業が、A. 土を大きく劣化させ、B. 栄養分の少ない農作物をつくり出していることです。

農業・農作物は、どうしてそうなるのか⁉　近代的農業は、土を破壊し、微生物を少なくし、土から養分を奪っているやり方になっているからです。つまり、健全な土を大きな機械が踏み固め（かつ撹乱し）、化学肥料や農薬などで土の微生物を少なくし（かつ汚染し）、それで得たものは、栄養分の少ない農作物になっている。あるいは、汚れた不健全なものになっていて、人の腸内環境をも不健全なものにしてしまっているからです。

一口で言うと、これらの対応で、土の微生物が少なくなったことが、人の腸内微生物（細菌）の種類も量も少なくしています。同様に、単一作物の農業対応による多様性のなさが、豊かな農作物を生めず、人の腸内細菌叢の多様性をなくしているからです。最近の日本人は、自然から遠ざかった食の摂取で、こうしたことを生んでいます。

約2400年前の聖医ヒポクラテスは、「人は自然から遠ざかるほど、病気は近づいてくる」と言っています。いまの私たち日本人は、この状況下にあるとみます。自然から遠ざかった農業の下で（つまり化学合成物質をわんさと使い、かつ大型機械で耕起・撹乱）、生産された農産物を食べていると、私たちの体は病気に近づきます（あるいは病気を招きます）。

これらの理解に大事なことは、化学肥料・農薬・除草剤を使うことが（これらは化学合成物質）、土壌微生物を少なくして十分な栄養を生み出してくれないことです。化学的窒素肥料を使えば、土本来の窒素が欠乏し、保水力が低下し、作物によいことをしてくれる微生物も少なくなります。それによって土の団粒構造（フカフカな土）が破壊され、表土を固めて、根の成長を損ねます。その結果、適切な水分と養分が得られなくなります。山の土を思い出して下さい。それはフカフカの土です。それが団粒構造です。農地も自然的な状態になっていれば、フカフカな土になります。

農作物にとってよい土＝フカフカな団粒構造の土においては、植物の根の周りに生息している菌根菌（これは菌類でカビの一種）が、粘着性の物質をつくり出してくれます。それは「グルマリン」と言われ、1996年アメリカのサラ・ライト（女史）が発見しました。それにより植物にとってよい環境をつくり出してくれます。

ところが、機械などで土を固め撹乱し、化学合成物質を使った単一的な農作物の生産は、菌根菌が多くならず、植物に良い環境をつくる「グロマリン」を生めず、その結果、栄養面で劣化したものしか生み出してくれません。大切なのは、菌根菌などを生み出せる土壌環境にすることです。また土の団粒化には、不耕起栽培を続けることがすこぶる大事であり、〝有機物や有機質肥料の使用でない〟ということが判明しています（つまり土は自然的状態が最も大事です）。もっとも落ち葉から成る腐葉土は、団粒構造をつくってくれます。

特に菌根菌が十分あれば、土の養分を吸収する菌糸を多く出してくれます（菌糸は長く伸びて、農作物に必要な養分を吸収してくれます）。かついろいろな菌同士が農作物を支援し合う「菌根菌ネットワーク」をつくり出してくれます。また菌根菌は、リンや土の他の栄養素を農作物が利用できるようにするし、酵素も生成してくれます。つまり菌根菌は、農作物の栄養を豊かにするために、大きな働きをしてくれます。土のいろいろな微量要素も、菌根菌があって作物に利用されています。それと同時に作物は、自身の根から「滲出液」を出し、悪い菌などから病気を防御してもらっています。

作物（植物）は、菌根菌との関係が正常であれば、①植物相互が共生し合って十分な栄養吸収を行い、②根を伸ばしかつ菌糸も伸ばさせて、多くの栄養成分をいっそう吸収し、③病気にならないように防衛してもらえるので、健全な成長をします。この対応には、人の手が入っていません。それによって作物は、豊かな栄養価を形成します（山の多くの植物は、こうした状態で成長しています）。

そうした豊かな栄養価のある植物の摂取は、人の腸内細菌叢を豊かにして、免疫力を高め、健康を促進してくれます。つまり、土壌の質が食べ物の質に影響を与えます。そして健全な土壌からの農作物は、人を健全にしてくれます。そういう農作物を摂取する人たちが多くなると、人々の活力が高まり、国の豊かさを旺盛・健全にし、かつ成長にも直接的・間接的に作用してくれます（日本の明治維新は、そうした人が多々いたからこそ、可能にしたと私はみています。つまり当時の農作物はすぐれていました。しかも明治の初期までに、動物食の摂取はまだほとんどなかった（一部の人以外））。

ところが、化学合成物質（肥料や農薬）をやり、土を固くし（かつ撹乱し）、単一的な作物構成にすると、作物に悪い影響を与え、それを食べている人間に健康によい作用をしてくれません。つまり、ビタミン、ミネラル、フィトケミカルなどが少なくなります。

作物に施肥をすることは、どのようによくない作用になるのかについて、もう少しみておきます（若干重複します）。農業者は、作物が土から養分を吸収したことで、減った分の養分を補うために、肥料を加えなければならないと思っています。だから農業者は、それを化学肥料や堆肥などで補っています。けれども施肥すれば、植物が土の微生物たちのための、浸出液（＝糖分）を出さなくなります（施肥によって植物は、人が施肥してくれたものを、吸えばよいと判断するようになります）。その結果、植物から浸出液がないために、菌根菌（微生物）たちは成長せず、かつ菌糸も土中に伸ばさなくなります（その施肥は自然のものでないからです）。

それによって土壌の微生物は、保水力を高める団粒構造をつくる糊（グロマリン）も生産しなくなって（出さなくなって）、活動が休眠状態になり、土の持つ生命力と団粒構造（フワフワの構造）を失ってきます。植物（＝作物）は、人間が根のそばに施肥として置いた養分があることで、自身の炭素（糖分）の滲出をしなくなり（糖分をにじみ出さなくなり）、菌根菌の活動で得られる、養分を確保するシステムがなくなってしまいます。

ここで最も大事なことは、植物が必要とするミネラルなどの養分は、植物と微生物叢の対応で、自然的に提供されていることです。「そのやり方は、人が人為的につくり出すことはできません」。「土壌の微生物と植物との相互の関係は、彼らにまかせる意外にないのです」。人による近代農業対応なるものは、過剰な耕起、過剰な施肥、多い農薬散布などが、土の中の菌根菌を減らし、微生物と植物による相互の栄養補給関係を、壊してしまいました。その壊れた土（農地）からの農作物は、本来備えるべき栄養成分を欠き、中身のバランスも失ったものになってしまいました。

それは、①化学物質を多く使ったことによって、作物の酸性度を高め（PH値を低下させ）、②保水力を低下させたことで、栄養がアンバランスになり、③多くのビタミン・ミネラル・フィトケミカルを減少させ、④有益な酵素をも減少し、⑤あらゆる養分の減少をもたらしました。つまり、生産された農作物の栄養素は豊かさを失い、大幅に劣化したものになってしまっています。現に日本の各農作物においては、近年これらの養分（栄養価）のいずれもが、かなり低下していますす。データの多くが、それを明確に示しています（この点については、第３部の４と５で若干ふれます）。それぞれの養分が少なくなると、養分同士の相互作用も少なくして、人の生命力を高めてくれません。

そうした農作物を人が食べても、健康をもたらしてくれません。文明の発達による近代的対応は、得られた農作物を劣化させて、人の腸内細菌叢の種類も量も、急速に失われてきたのです。だからこそ、日本において、人の活力を大幅に低下させたのです（この活力や気力の低下が投資を鈍らせ、国内総生産力もここ25年くらい低迷しています）。そして日本は、病気大国・介護大国（あるいはがん大国）と言われるようになってしまいました。食とは何かを知らないと、このようになってしまいます。「地力」の低下が、「国力」の低下にも影響を与えてしまっているのです（これらの内容の示しは、吉田太郎著『土が変わるとお腹も変わる』築地書館、２０２２年、および堤未果著『ルポ 食が壊れる』文集新書、２０２２年、なども参考にしました）。

こうしたことが顕在化しているゆえに、いま再生農業が課題になっています。それは、土を締めつけない、撹乱しない、施肥をしないで、微生物の活動を促す、自然生態系を回復させる農業です。こうした再生農業の対応は、いろいろ出ていますが、最もユニークなのが、「協生農法」です。船橋真俊が提案した協生農法は、「人と自然を再接続し、環境負荷を減らし、かつ人の営みによって自然生態系を拡張し、環境を大きく改善したものです」。これは、「人にとり豊かな微生物多様性と栄養素に富んだ作物を育て、健康を維持する農業モデル」と位置づけています（これらは、桐村理紗著『腸と森の「土」を育てる』光文社新書、２０２1年も参考にした）。

少々その要点を示すと、①食べられる植物の何十種類かをミックスしてまく、②耕起、施肥はせず、農薬も使用しない、③自然に生きる草、昆虫、鳥、野生動物をかかわらせる、④渾然一体の多様な対応をする、などです。一口に言えば、ほとんどが自然まかせと言ってもよいと思います。これらによって、多様な生物種が息づく状態をつくり出します。実際これと取り組んでいるところは（鳥取県のJリーグチームなど）、短期間で実りある農法と農作物を生んできているようです。

これから得られた植物、野菜、果物などは、栄養が豊かなので、腸内細菌叢を良くし、これから得た農作物の摂取は、アルカリ性体質に十分作用してくれると考えられます。「協生農法」は自然を活かした、人を健康にする対応です。かつ人の活力をも高める対応です（これらの諸点は、「人間と自然の共繁栄のかたち。生態系を拡張させる『協生農法』の実践」というテーマで、2021年3月に行われた、ソニーコンピュータサイエンス研究所のセッションによる）。

この「協生農法」は、何十種類の植物をミックスしてつくること（そうなのでミックスしてまく）、つまり渾然一体でつくることで（＝多様性をつくることで）、土の微生物が豊かになり、できた農作物の中身＝栄養素も多様で豊かになってきます。したがって、そこの農作物を食べる人は、元気で活動・仕事をすることができます。劣化した土壌の「地力」の向上を図った農作物は、それを食べる人の活力を高めます。

高まった活力は、低迷している日本の「国力」を高めることに作用してきます。日本人の本来の元気さ「活力」を取り戻すには、「地力」のあるところから得た農作物を食べることが、大変大事です。「国力」は「地力」に基本があり、劣化した土壌を改変すれば、可能にしてきます。「地力」を高めたところからの農作物の摂取を重視して下さい。低下した「国力」を高めるには、このことを基本にしても、大きな間違いがないと考えます。

肥沃な土を促進させた豊かな農作物の摂取は、人の腸内細菌叢を豊かに多くします。その土の微生物の量、すなわち土の健康を知る技術を、久保幹（立命館大学生命科学科）さんが開発して

表 3-1　食事内容とヒトの腸内細菌数の比較

A：肉食メイン
　一日に三食取らない
　年に 10 回以上風邪を引く
B：ジャンクフードを好んで食べる
　一日に三食取らない
　年に 10 回以上風邪を引く
C：バランスのとれた食習慣
　毎日三食欠かさず食べる
　風邪はあまり引かない
D：バランスのとれた食習慣
　毎日三食欠かさず食べる
　年に一度も風邪を引かない

被験者	腸内細菌数（平均値）（個／g）
A（n=6）	13.9 億
B（n=10）	16.2 億
C（n=7）	27.9 億
D（n=7）	34.4 億

ヒトの腸内細菌数（対象者：20 代の大学生 A ～ D、2020 年実施調査）

資料：立命館大学の久保幹氏の調査による
出典：堤未果著『ルポ 食が壊れる』文春新書、2022 年

います。それはソフィックス（SOFIX）というもので、土壌微生物の量と、窒素・リン・カリウムの活性評価値を、数値化したものです。

それは、「土の肥沃度」（土の良さを計る「物差し」）を表しています。そこにおける微生物は、A、B、C、Dの4段階で示され、Aが少なく、Dになるほど多いというものです。

ここで重要なことは、土と腸がつながっており、人の腸の中の微生物も、SOFIXで測定できることです。久保教授は、食事内容と腸内細菌数の関係を測定しました（表3－1を参照）。肉食をメインにした被験者Aの腸内細菌数は、13.9億（1g当たり）、他方バランスのとれた食習慣の被験者Dの腸内細菌

数は34.4億（同）でした。腸内細菌数は、食事の内容によって差があることを、明確にしているとともに、被験者Aの肉食メインでは、年10回以上カゼを引いていたのに対し、被験者Dのバランスのとれた食習慣では、年1度もカゼを引いていませんでした。また被験者Bでは、ジャンクフードを好んで食べていたし、そのBも、1日3食を摂っていない人でした（このBたちも年10回カゼを引いていた）。

これは、20代の大学生を対象にしたものですが、30代・40代の大人でも、肉メイン・ジャンクフード主の食べ物で、植物食が少ないなら、腸内環境を乱して「活力」も出がたくすることでしょう。微生物豊かな「地力」のある農地からの植物食摂取の大事さを示しています。それというのも人間は、腸内細菌と共生して生きているからです（それゆえ腸内細菌を抜きに、人は生きて行けません。人の元気は腸内細菌のあり方に、大きく左右されます）。

久保教授は、つぎのことを強調しています。「健康な植物を食べている人は、腸内環境も健康にします。土と腸はつながっていますね。そうであるからこそ、人は健全な土から生産した植物を食べることが、最も重要です」としています（これらの点は、上記の堤未果著も参考にしました）。

加えて、これらの問題の指摘者堤未果さん自身も、「腸の不調に悩まされた時、いくら栄養価の高いサプリを飲んでも、良くならなかった」としています。またこれは、土も腸も「微生物たちが元気でなければ、質の高い栄養を入れても吸収できない」ということも表しています。これらのことからも、腸内細菌叢を良くするには、自然に接した健全な植物食の摂取が大切です。自然を知ること・自然から学ぶことの大事さを、再度自覚させられます。自然を知らない人は、愚かだということも‼〔もっとも私は、このことを、日本の医学にも栄養学にも感じます。……そう言ってすみません〕

こうした問題は、多くの歯科医にもあります。歯周病は酸性体質でなり、アルカリ性体質でなってきません。つまり歯周病の要因は、人の不適切な食摂取にあります（この点は第1部の7で話しています）。しかし、2023年9月民放放映の歯周病の番組においては、歯科医も入っているのに、歯周病の原因を歯垢にしていました。だから歯周病対策は、歯みがきと糸を用いた歯垢取りにおき、食との関係は全く出ていませんでした。

3. 地元の自然的食材が大切

―「酪酸菌」の増加は健康体をつくる―

人は、腸内細菌と共生関係（＝協力関係）を持って生きています。そうなので、体に善玉細菌が多いと体調をよくしてくれます。そのためには、腸内細菌が元気に活動するエサの与えが大切です（つまりそうした食をたべることです）。では人において、どんな腸内細菌が健康に協力してくれるのか、また長寿を促進してくれるのかが、分かってきました。それゆえに、腸内におけ

る細菌叢のあり方が大変重要です。〔なお１人の腸内細菌は、数で１００兆～１０００兆、重さで1.5～２kgです〕

大事なことは、腸内細菌叢が「１つの臓器」に匹敵するほどの大きな働きをしていて、私たちの健康を支えていることです。その働きは、Ａ．食物繊維を多く摂っていると、善玉菌が優位になり「発酵」を起こし、私たちに協力的になってくれますが、Ｂ．肉類を多く摂っていると、悪玉菌が優位となって、「腐敗」を起こし、私たちに非協力的になります。だから重要なのは、前者Ａの食物繊維を多く摂って善玉菌を多くすることが、健康と長寿にきわめて大切です。

このことにかかわって、最近京都府の京丹後市が、注目を集めています。京丹後市は、人口10万人当たりの百寿者が、全国平均の3.3倍と多く、日本有数の長寿の市になっているからです。このため、長寿や健康に関心を持った人たちは、ここに調査に入っています。その１つ、京都府立大で腸内フローラの研究をしている、内藤裕二さんも調査をしました。その調査結果は、「特別なことは何ひとつない。昔ながらの質素な暮らしである」でした。

「何ひとつないのに、長寿とはどういうことか」の質問には、「京丹後市は、少し前までコンビニもない町でした。交通の便に恵まれず、何でも手に入る便利な世の中とは無縁で、質素な暮らしが続いてきました。この〝昔と変わらない暮らし〟が、健康長寿をつくり出しました」と話しています。そこの人々は、食物繊維が多い食で、善玉菌優位の「発酵」対応をしてきたのです。

つまり、「京丹後市では、大麦や玄米など全粒穀物類を毎日食べている人が多く、近海でとれる海藻類とイモ類・豆類を摂るという、地元の食材を食べていました」。しかも、「前からの〝食生活を変えないこと〟が、腸の健康を保つことに大切です。人の腸は長い歩みの中で、そうした食べ物になじんできたからです。食の欧米化は、日本人の腸内環境を悪化させています。だが京丹後市の多くの人は、近代化の恩恵を受けず食生活を変化させず、腸の健康も保ってきたのです。しかも、彼らは地元に根付いた黒大豆やワカメを、摂ってきました」としています。

それも京丹後市の人たちは、体になじむ土地のものを食べる身土不二を実行し、健康を保持してきました。そこでは、化学肥料・化学農薬・除草剤をあまり用いなかったので、そこからの農作物は、ビタミン、ミネラル、フィトケミカル（抗酸化物質）を多く含んでおり、健康を促し長寿にもつながっていました。また京丹後市の高齢者らは、「自然から離れない対応をしていたので、病気が近づいてきませんでした」。

全粒の穀物類は「丸ごと」の摂取で、近海で取れる「海藻類」も摂っていました。自然にかかわった当たり前の対応が、腸の善玉菌を優位にし、京丹後市住民（主に高齢者たち）の健康の原点になっていたのです。さらに京丹後の人たちの食は、パンが少なく、食の酸化や糖化も少なく、抗老化に作用しているとみられます（かつ酸性化も大きくしていなかったと、とらえられます）。

けれどもいま日本の多くは、これらのことが大きく崩れ（酸性化を大きくし）、地元のものを食べている人は少なくなっています。外国からの小麦・肉・加工食品などが多くなっている上、肥料・農薬・除草剤、さらに添加物を使ったものを、当たり前に食べています（日本の1人当たり食品添加物の年摂取量はいま4kg)。これらが、現代人の体を劣化させています。慢性炎症も増加させています。

しかも、自然に近い植物食を「丸ごと」で摂ることは、抗酸化力のある食材の摂取であり、かつ複合炭水化物（＝丸ごと）の摂取です。それらは、脂肪、たんぱく、ビタミン、ミネラル、食物繊維の最適な供給になっています。しかしこれから離れて、動物食を多くし、精製食品の多い摂取は、健康維持に作用する多くの栄養素を逃しています。自然的な食＝「天然の形態に近い食品」の摂取は、肥満を生まず、病気を少なくし、人の健康に寄与してくれます（T・コリン・キャンベルら著『低炭水化物ダイエットへの警鐘』評言社、2017年、鈴木春恵訳を参照）。

これらに加え、慶応義塾大学の研究において、京丹後市の住民は、酪酸菌が多いことが分かってきました。これは、京丹後市と京都市の高齢者各51名の腸内細菌叢を比較したところ、京丹後市の高齢者の腸に多い菌は、酪酸菌でした。慶応義塾大のとらえ方は、酪酸菌が免疫に作用し、健康に寄与している可能性が大きいとしています。特に酪酸菌からつくり出される酪酸は、腸内の「発酵」を促進し、善玉菌優位を大きくして、健康な生命維持に寄与しているからです。

その酪酸菌の重要な働きは、大腸「上皮細胞」のエネルギー源となって、侵入してくる菌をブロックするバリア（障壁）の役割をしています。それによりバリアは、さまざまな病気を抑えてくれます。酪酸菌は、体に害を与える多くの侵入者を防いでくれます。

腸内の酪酸菌やビフィズス菌などの有用菌は、無酸素状態を好みます。その無酸素状態の腸内で、酪酸菌は酪酸をつくります。そして大腸の上皮細胞においては、酪酸がまだある腸内の酸素を利用してエネルギーをつくり、大腸内は無酸素状態となり、有用な菌がすみやすい環境にします。これにより細菌たちは腸の障壁を守り、腸内環境をいっそう良好にし、人間によい作用をするエネルギーをつくります。これが病気を防御し、体を正常に動かせて、健康を維持します。

逆に言うと、人体に悪い菌（例：サルモネラ菌やビブオリ菌など）は、酸素のある環境を好み、無酸素状態で活動ができないので、エネルギーを生めなくなります。それは、腸内細菌叢を乱しません。「肉類を多く食べないこと」が、腸内を良好な状態にしてくれます。つまり水溶性食物繊維やフラクトオリゴ糖（ゴボウ、ネギ、ぬか漬けなど）の多い摂りは、酪酸菌と酪酸を多くして、腸内環境を良好にし、病気を生まなくします。その結果、体は高齢になっても正常に機能します。

京丹後市の高齢者において、全粒穀物（丸ごと）を摂っている人が38％いました。また都市部に比べて、野菜類や海藻類の摂取量が多いことも明らかになっています。彼ら高齢者においても、水溶性食物繊維やフラクトオリゴ糖（大豆や大麦なども）を多く摂って、酪酸菌との共生を図っています。これらが酪酸菌のエサになり、酪酸を多く生み、健康長寿に寄与しているととらえられます。

これらのことから、京丹後市において、①大腸がんになった人の割合は京都市の半分、②認知症の発症率も全国と比較して低く、③高齢になっても血管年齢の若い人を多くし、④酪酸が増えたことによって血糖値を安定にし、⑤酪酸が脳の老化を進行させる炎症も抑え（＝認知症を抑え）、⑥酪酸を多くする食対応が全身に働いて、老化を防止する物質になっていました。それゆえ、⑦「酪酸菌や酪酸」は、健康な長寿に欠かせないとみられるようになりました。

だから世界中の研究者が、「酪酸菌と酪酸」の持つ作用に注目しています。それらは、人の健康や長寿に必要なものというとらえ方をしてきています。これに関連し、酪酸が働いて、病気を改善する可能性のあるものを引き出すと、A．免疫力の向上、B．自己免疫疾患の軽減、C．潰瘍性大腸炎の改善、D．血糖値の抑制、E．がんの抑制、F．アレルギーの予防と抑制、G．多発性硬化症の抑制と改善、H．過敏性腸症候群の改善、I．インフルエンザの軽減、J．「腸もれ」を抑制する、さらにK．新型コロナの抑制など、多くの病気・疾患の改善に作用しています。

また酪酸菌・酪酸を増やす食を摂っていると、最近多くなっている、腸内ガス大量発生で起きるお腹の張りや腹痛（これは大腸の腸内細菌が小腸に侵入し増殖したことで起きる（小腸内細菌増殖症））の改善も、期待が持てそうです。

長寿者の腸において、酪酸菌が多いことが明らかになったので、酪酸菌が増える食および酪酸を生める食の摂取が、きわめて大事です。日本人は以前から、ゴボウやネギや大豆やニンニクを摂ってきたし、発酵食品のぬか漬け（その代表はたくあん。これに酪酸菌がある）も摂ってきました。大麦もご飯に混ぜて食べてきました。いまこれらは、健康長寿に作用していることが分かってきました。また切干ダイコン、オカラ、キノコ、サツマイモなどは、食物繊維が豊かなので、重視して摂る意味も大変大きい。また水溶性食物繊維のある、納豆、カボチャ、サトイモ、コンブ、ワカメなども同様です。フラクトオリゴ糖も健康に有効です。

なお酪酸菌の増加を促す方法は、食を主に、つぎの3つがあります。A. 酪酸菌の「増加」を直接行うフラクトオリゴ糖を摂る、B. 酪酸菌の「エサ」になる「水溶性食物繊維」を摂る（これは酪酸菌を育て酪酸を多くする）、C. 酪酸菌の増加を促す「運動」をする（やや息が上がる運動を30～40分、週2～3回行う）、ことです。

これらのうち、AとBにかかわる食べ物は、

〔A〕酪酸菌の「増加」を行う食（フラクトオリゴ糖のある食）

・ゴボウ、ネギ、タマネギ、ニンニク、大麦、大豆、ぬか漬け（たくあんなど）、ヤーコン、キクイモ、バナナ、アスパラガス、チコリなど

〔B〕酪酸菌の「エサ」になる食（水溶性食物繊維のある食）

・豆　類（納豆、きなこ、黒大豆、インゲン豆、エンドウ豆など）
・野菜類（カボチャ、ホウレンソウ、ニンジン、イモ類、切干ダイコンなど）
・果物類（トマト、キウイ、アボガド、リンゴ、ミカン、干し柿、干しプルーンなど）
・海藻類（コンブ、ワカメ、メカブ、モズクなど）

なおフラクトオリゴ糖は、①難消化性のオリゴ糖で、②胃や小腸の消化酵素で分解されず、③そのまま大腸に届き、④大腸の酪酸菌を増やし、⑤大腸善玉菌を育てるエサにもなって、⑥酪酸

などの短鎖脂肪酸を増やす、などをしてくれます。

フラクトオリゴ糖や水溶性食物繊維のある食を摂取していると（あるいは運動をしていると）、大腸の酪酸菌が増えて酪酸を増やしてくれます。

これらのことを簡略的に示すと、「良い腸内細菌たちのために↓フラクトオリゴ糖や水溶性食物繊維を多く摂る↓酪酸菌が増える↓酪酸を多く生む↓制御性Ｔレグ細胞が増える」です。この最後の制御性Ｔレグ細胞は、免疫をコントロールして抗炎症に作用をしてくれます（これは、コロナ感染を起こさせず、重症化を抑制するなどもしてくれます）。

これらの食材は、アルカリ性体質を高める食材とほぼ一致しています。アルカリ性食材は、健康長寿を促す面でも大きく評価できます。健康長寿に作用する食は、公的機関が勧めている、動物性たんぱく質中心の「フレイル食」でありません（それはかえって病気を促します）。京丹後市住民の食対応は、そうしたことを明確にしています。

このことに関連して医師の江田証は、つぎのようにとらえています。彼はまず、１５５０年ころ日本にきたスペインの神父フランシスコ・ザビエルが、「日本人の食事は非常に質素で貧しい。自分の飼っている家畜を殺して食べない。米麦飯に野草と、わずかな果物しか食べない。しかしこれだけの質素な食事をしていても、日本人は意外なほど健康で長生きしている者もいる。日本人はわずかな食物を食べるだけで、健康な体質の民族である」と驚嘆し、その持つ意味を理解しようとしていたとしています。

そのうえで、その当時の日本人の健康が、最近の日本人の腸内細菌研究から分かってきたとします。つまり、日本人の90％にノリを分解する酵素（バクテロイデス・プレビウス）があり、海藻、豆、野菜、果物を食べていると「酪酸菌」が増え、筋肉も増えて、長寿になれる体質を有すると評価しています。そうなので日本人は、肉や牛乳を不可欠とするいまの栄養学を、腸内細菌の見地から見直す必要があるとしています（江田証著『すごい酪酸菌』幻冬舎、２０２２年による）。

また医師の内藤裕二も、京都市内（A）と、京丹後市（B）に住む、65歳以上の食生活を比較し、①イモ類を週3回以上食べている人は、Aは54％なのに、Bは80％と多い。また②海藻類も、Aは44％なのに、Bは66％と多い。さらに京丹後では、天日干しでミネラルたっぷりの〃板ワカメ〃をだし汁などで食べている人も多い。そして、ファーミキューテス門という種類の菌が、京都市58％に対し、京丹後市68％と高く、これが酪酸菌をつくっている。京丹後市における全粒穀類、海藻類、豆類、イモ類、根菜類などの水溶性食物繊維の多い摂取が、酪酸菌を多くしている、としています。逆に言いますと、日本人の近年の炎症性の病気（例：炎症性腸疾患）などは、酪酸菌の低下にあるとしています（内藤裕二著『酪酸菌を増やせば健康・長寿になれる』あさ出版、２０２２年による）。

京丹後市の人たちが、日常摂っている食材から判断して（その食材は上記にある食）、体液はPH７くらいあると判断されます。つまり京丹後の人は、酪酸菌が多いことと合わせて、アルカリ性体質を保持し、自身の健康を維持してきた、ととらえられます。

実は日本人は、昔から食物繊維を多く摂ってきたので、①制御性Tレグ細胞（免疫をコントロールしてくれる細胞）を増やせる体質を持っているし、②海藻も食べて酪酸菌を多く生める体質も持っています（しかもそれを生める酵素を持っています）。だから上記に示した食の摂取は、健康上きわめて大切です（他方肉類には食物繊維がありません）。

肉は美味しいから・好きだからと言って多目に食べても、それを分解・消化・吸収できる細菌や酵素を体が持っていないと、身体に負担をかけて、体を不浄化にして害を生み、病気を招きます（いまの日本人の多くは、これに入ります）。明治のはじめまでの日本人は、このことを理解していたようです。

江戸時代末期においても、日本人は酪酸菌・酪酸を生む食べ物を摂っていたことが、分かってきました。それが当時の欧米人によって、日本人は健康的だと評価されました（渡辺京二著『逝《ゆ》きし世の面影』葦書房、１９９８年。再版は平凡社ライブラリー）。健康や長寿に作用する食は、昔も今も変わりがありません。人の体質は変わっていないからです。実際江戸時代において、80歳を越える人は珍しくなく、１００歳以上も一定の割合でいました（酒井シズ著『病が語る日本史』講談社学術文庫、２００８年による）。

腸内における酪酸菌と酪酸の多少は、日本的な食摂取の多少と関連しています。健康には、酪酸菌と酪酸を多くして（かつアルカリ性体質を保持して）、元気になれる自然的な植物食の摂取が、きわめて大事です。

〔追〕これを書きながら思うことは、80代になっても、小麦以外の「植物食」（ただし、肥料、農薬、除草剤を使っていないか、少ないもの、かつ食品添加物が少ないか、ないもの）を食べていると、病気になってこないことです。それは、①病気による苦痛がないし、②介護する人や介護施設も必要がないし、③医療費・介護費もかかりません。これは私の歩みから言えることです。

私は食で酪酸菌と酪酸を多く摂って、かつ〝アルカリ性体質〟にしているからです。これは誰にでも容易にできます。これで私の体はきわめて快調です。肩こり、腰の痛み、虫歯・歯周病、肌荒れ、カゼ、便秘、花粉症などは、ありません。髪の毛もまあまあ黒く、まゆ毛も黒です。この中でも、自分の肌をみていると、歳をとるとつやがなくなる（カサカサになる。シワが出る）ではなく、適正な食を摂っていると肌のつやも維持されます。

また私は、60歳過ぎまで悩まされていた過敏性腸症候群（これはお腹を冷やすと下痢になった）が、たくあんを摂り（これに酪酸がある）、その後玄米の摂取で、なくなりました。それから81歳になったら、25年以上も悩まされた体の一部にあったかゆみも消えました。さらに約40年前からあった痔が、80歳の時に8割以上緩和。冷え性も緩和。食の持つすごさを感じます。

人は、自然的植物食を摂っていると（自然栽培物など）、体の浄化とアルカリ性体質が重なって、多くの不調を解消してくれるととらえられます。

4．土の豊かさはあらゆることを豊かにする

―平地林の「落ち葉」のすごさ―

私は関東にきて数年たった平成3年ころ（当時50歳くらい）、依頼で野菜産地のあり方を話すために、埼玉県を訪れました。その時現地に泊まり、関係者に誘われ地元の野菜を食材にした料亭に行き、出された料理の味に大きな感激を受けました。野菜はサトイモとゴボウを用いたものでしたが、その素材の香りと味がすこぶる豊かだったからです。

それらは、〝川越サトイモ〟〝川越ゴボウ〟として、ほとんどが東京の料亭で使われているものでした。翌日関係者の皆さんが、〝平地林の落ち葉でつくった腐葉土を、数百年も入れている土からの産物です〟と教えてくれました。その数年後に機会があって、再度現地を訪れました。そこでは、将軍家の家老もした川越城主柳沢吉保が、平地林・屋敷林の落ち葉を堆積して得た腐葉土を、農地に入れるように指導していたことを知ったし、その対応が、今日まで続いていた土地からのものでした。この農地は、長年腐葉土の投入による粘着性のあるグロマリンによって、土の団粒構造に大きく作用をしたものと考えられます。

私は、まろやかなうまみをにじみ出させ香りも味も豊かな、サトイモとゴボウの感動を忘れることができず、つくっている農家を紹介してもらって注文し、それから6～7年毎年送ってもらいました。それらには調理をしていると、外に出て自宅に入る手前から漂うすばらしい芳香があ

り、農作物の豊かさ・食の豊かさは、健全な土にあることを教えてもらいました。それは、自然の土・自然から得られた腐葉土をうまく活用した土からの産物です。土が健康・健全であれば、生み出される農作物の中身が豊かになり、それを食べる人も健康になります。ですが逆に言うと、スーパーなどから買う一般農作物は、自然の豊かさを欠いたものになっていることを、改めて知る機会になりました。

〔これらにかかわって、柳沢吉保のことを一言話しておきます。柳沢吉保は、赤穂浪士に切腹を命じる原案をつくった人で、一般的には悪者扱いにされています。しかし私は、後世に残る集落づくりをした点で、彼を評価しています。それは、配分した細長い1戸5haの土地を、農地2.5ha、宅地0.5ha、平地林2haに分け、その平地林からの落ち葉を、堆積し腐葉土にして農地に還元し、山の土に似た土壌にしたのです。そこからは、栄養価のすぐれた農作物を生み、地域の人々を健康にしました。同時に、サトイモとゴボウの江戸・東京への料亭販売は、ムラ・集落の経済を潤わせました。その痕跡は現在まで続いており、集落・農家の経済を豊かにしています。それに彼は、今日でも意義がある、すぐれた集居集落づくりにも貢献しました〕

その後いろいろ検討して分かったことは、自然のものである山菜や野草の方が、つくられている野菜より価値が大きいことです。それら自然のものには、①風味・味・コクがある、②味に中身あるものが人間の体もよくしてくれる、③改良されていない昔の在来種に薬用的な健康効果がある、ということです。私はしばらく前（約15年前）から、自然栽培の野菜や玄米を摂っていますが（これは通販で購入）、その中でも、Ｆ１（一代雑種）より在来種の方が、美味しさが大きいことを知りました。そしてまた自然栽培の中でも、在来種の健康効果がより大きいことを知るようになりました。

けれども一般においては、農地に化学肥料や化学農薬を使用し、土を劣化させて、生み出されたた農作物の中身も劣化しています。それというのも、日本においては、ジャガイモやトーモロコシのカルシウム含量は、１９５０年から２０００年までの50年間で4分の１に低下しています。またホウレンソウ・ニンジン・トマト・キャベツなどのビタミンやミネラルは、50年前の25％～90％減になっています。しかも消費者の需要もあって、ハウスを使った季節外れの野菜の栄養価は、それぞれかなり低下しています（これは日本食品標準成分表の年次比較による）。

今日の農作物の中身と内容は、形をそろえて見栄えをよくし、季節に関係なく、いつでも調達したい消費者の指向と、それに応える農業者の収益追求が合わさって、栄養の低下・劣化したものになっています。化学合成物質を使い、自然から離れた農作物ほど、ビタミン・ミネラル・フィトケミカル・酵素などが少なく、免疫細胞たちを元気にせず、多くの病気にかかりやすくしているからです。肥料や農薬の使用は、「不自然」な農作物になっています。

もう20年近く前のものですが、健全な土とそうでない土からとれた、農作物の中身を明らかにするために、比較試験を行ったのがあります。「健全な土壌」(=枯れ葉の堆肥を入れた栽培)と、「慣行の土壌」(=化学肥料・化学農薬を用いた栽培)で、ミニトマト、サトイモ、ネギをつくり、それらの中身を比較したところ、「健全な土壌」のは、外観、色調、ビタミンC、デンプン価、リン、カルシウムなどのほとんどが、優れていました。また同様なことを、モチ米で行ったところ、マグネシウム、亜鉛、リン酸、ナイアシン、脂質などで、「健全な土壌」のものが高くなっていました。

つまり、健全な土からの農作物は、本来の栄養価を備え、それぞれの特質(トマトならトマトの持つ成分や味など)をちゃんと持って、組織もきちんとし(煮くずれがしないなど)、劣化が少ないものでした。このことは、自然に近い健全な土からの農作物は栄養価が高く、生命力も備わっているとみることができます。こうしたものを摂っていると、病気を招きません。けれども、化学肥料・農薬・除草剤を使ったものは、栄養価が劣っていて、病気も招いてきます(これらは、中村好男『土の生きものと農業』創森社、2005年を参考にした)。

自然に近い健全な土の場合、土の微生物が豊かであるとともに、土壌動物の多さも重要です。自然栽培で有名になった木村秋則さんのリンゴ園においては、雑草と腐葉土で覆われた園地の根が十分伸びて、土もフカフカ(=団粒構造)になっており、アリや白ダニなど無数の土壌動物がいました。しかもそうした土は、やわらかく(物理性が豊か)、カルシウムなどが多く(化学性が豊か)、多様な土壌動物に満ちていました(生物性が豊か)。

しかもそうした土では、ミミズが1日にコップ1杯分のフンを出して、土の団粒化を図ってくれるし、体表面の粘液からたんぱく質も提供してくれます。さらにこうした土壌動物は、土のたんぱく質、カルシウム、リン、銅、マンガン、ビタミン類の増大を図ってくれます。そして、それらからの農作物は、①収量を高め、②栄養価を高め、③免疫力の向上を促すものになっています。そうあるから、近年の作物中のカルシウムやビタミン含量の低下は、土の微生物や土壌動物が少なくなったこと、あるいはいなくなったことに、大きくかかわっています。これらは、化学合成物質の使用と、大型機械による土の固め・撹乱が大きく影響しています。

このような実態を知ると、自然界は、「命のエネルギーが循環している」ととられることができます。そこでは、土の中の微生物や土壌動物が「農作物に命を与え」→それを食べる「人間に命を与え」→落ち葉や枯れ草は養分（堆肥）となって「土に命を与え」→その豊かな土は「微生物や土壌動物に命を与える」、という循環をしています。この循環を切ることは、命を切ることになるし、あるいは生命を劣化させることになります。

それゆえ、化学肥料や化学農薬の投与、あるいは土を固めることは、土の微生物と土壌動物を死滅させ、土をやせさせるので、そこからの農作物は弱い命しか生めません。農作物は化学肥料によって大きくなりますが、それは細胞のふくれあがりに過ぎず、中身が豊かにしてきません（つまり劣化しています）。生命力の乏しい米や野菜を食べていると、ミネラル・ビタミン・フィトケミカル・酵素などが不足して、人間の不健康を促進します。だから自然栽培農産物の摂取が大事です。

化学肥料の投与は、ほとんどが窒素・リン酸・カリだけなので、ミネラルが不足し、微生物と結びついた酵素のつくりも弱め、人の治癒力を高める農作物になってきません。その土壌環境の下では、菌根菌たちが粘着性のグロマリンを出しません（このグロマリンが植物によい団粒構造をつくる）。そうであるから、微生物たちがつくり出す、豊かな健全な土からの農作物の摂りは、健康を維持・向上させてくれる原点です。しかし、現実のほとんどはこの逆であり、農地の劣化で食材が劣化しているところに、不健康・病人を生む要因があります。健康の原点は、自然な土および自然的な土からの農作物摂取にあります。

このようにとらえると、私たちの健康は、土の健全化をさけて通れません。その実現には、人々・つまり生産者と消費者と流通業者のそれぞれに、これらの重要性を認識してもらうとともに、土の健全化行動と、そこからの農作物を食べる行動がより大切です。このことは、医師や栄養士に対しても同様に言えます。

微生物あるいは土壌動物は、糖、アミノ酸、酵素、たんぱく質、カルシウムなどの合成者です。かつまたアミノ酸は、植物しかつくれません。特に微生物は、地球上で最初に誕生した生物（＝大先輩）であり、彼らの働きがあって生命に大切なことがらを提供してくれます。だからそれを理解し、彼らが十分働ける環境づくりが人間の役割であり、それがあって私たちも健康になります。

なお化学肥料や化学農薬（あるいは除草剤）を使用したものは、①酸化しやすい（＝腐れやすい）農作物になる、②酸性化に傾いた農作物になる、③体の陰性（体の冷え）を促進する農作物になる、④化学合成物質の体内蓄積に作用する、⑤栄養価に富まない農作物になる、などの問題が生じます。これらのいずれもが、病気の生みに大きくつながってきます。健康にはそれらを使用しない、自然的生産に近い〝本来の農作物〟の摂りが特に重要です。

なぜなら自然栽培の農作物は、自然を尊重して生産された食材なので、現代の食生活で失われつつある活力をもたらす食機能を備えていて、優れた健康効果を発揮してくれます。それは、ミネラル・ビタミン・フィトケミカル・酵素などが豊富なので、弱った細胞を強め、体の浄化にも大きく作用をしてくれるからです。こうしたことは、自然栽培の食材を長く摂っていると分かってきます。というのも、自然栽培食材は、不健康に作用することを取り払ってくれて、日々健康でいられることを実感させてくるからです。その摂取は、「自然のつくり出すいのちの偉大さ」を、実感させてくれます。

特に自然栽培の農作物には、体内の化学物質を排出する「浄化力」と、衰えている細胞を健全にする「修復力」があります。これが食で体を「自然に近づける」大きな意味の1つです。自然栽培の野菜と、スーパーで買った一般栽培の野菜を比較すると、自然栽培は一般栽培よりはるかに長持ちします。もちろん味がよいし、食材に厚みもあります。他方一般栽培ものは窒素分が多いので、早く腐ります。素材の薄さも感じます。

このことからしても、自然栽培の農作物は、酸化作用が弱く、活性酸素の消去能力が高く、「生命力」に富んでいることを知ります。同時に自然栽培の野菜などは、生命力を高めてくれるものがぎっしり詰まっており、細胞をイキイキさせ、毒素を排出して、人間を健康にしてくれます。これを一口でいうと、自然栽培農作物は体に潤いを与えてくれます。これらは、食べて経験しているとよく分かってきます。自然に近い食材こそが、人を元気にさせてくれます。しかもその植物食は、PH値が高く体のアルカリ性を保持し、酵素やフィトケミカルも豊かなので、健康向上に作用してくれます。

土の豊かさは、①農作物の中身と味を豊かにし、②それらを摂る人の健康を高め、③農業者の経済も豊かにし、④そのような生産対応をする集落・地域の生き方や経済も豊かにしてくれます。これらのことは、⑤多くの人々の活力の向上をもたらしに作用します。

それゆえ、これらを良く理解し、ご家庭の経済事情が許したら、できるだけ自然栽培の野菜を摂って下さい。それが、それぞれの方に健康をもたらします。お金が少し多くかかっても、その方が自分のため・かつ家族のためになります。自然栽培物がなかったら、有機栽培物を摂って下さい。これは、私の経験から言えることであり、病気がなくなって、健康に良いことも分かったからです。〔有機栽培物は、窒素が多いことあるので、その点には十分注意して下さい〕

5．自然に近い植物食を摂る
―「微量栄養素」のすべてを豊かにする―

人の健康に良い食事は、自然の状態に近い植物食を摂ることです。ではなぜ、化学合成物質（化学肥料、化学農薬、除草剤など）を用いない農作物が良いのか!?　化学合成物質を用いた植物は、ビタミン類や各ミネラル、さらには体の酸化を抑えてくれるフィトケミカル（抗酸化物質）などが、少なくなるからです（また酵素も少ない）。そのような野菜や果物などを食べていては、人の健康にマイナスの作用を大きくしてきます。

植物は光合成を行うために、二酸化炭素と光と水が必要です。そして植物は、光合成でもって炭水化物とつくり、その炭水化物を滲出液（にじみ出る液）の形で、土壌に放出します。それに用いる炭水化物の放出量は、光合成で得た量の30～40％（約3分の1）にもなります。植物は何のために、そのようなことをするのか。それは、彼ら植物のために力になってくれる、有益な土壌微生物（＝土壌細菌）たちにエサを与えるためです。

もっとも土壌微生物たちに与える滲出液は、炭水化物だけでなく、アミノ酸、ビタミン、フィトケミカルなども含まれています。これらは、土壌微生物たちの好物になっているからです。しかも植物の根は粘液を放出し、死んだ細胞も放出し、それらも微生物に利用してもらっています。

植物は外敵が来ても動けません。だから植物は、①微生物たちから防衛の手助けをしてもらうためと、②健康を支援してもらうために、協力者が必要です。そうなので、それぞれの植物と土壌微生物は、共生関係（協力関係）を持って生きています。

植物は、微生物から防衛の手助けをしてもらうことで、病原体（悪い微生物）から身を守ってもらっています。だが約１００年前から（日本では主に戦後から）、化学肥料や化学農薬が多く使われるようになりました（除草剤は昭和35年ころから）。それによって、植物の出す滲出液が少なくなり、良い微生物たちのエサが不足し、手助けを十分にしてもらえなくなりました。なぜなら、土壌微生物たちは化学合成物質（化学肥料や農薬など）が嫌いだからです。かつ農薬の過剰使用は、微生物を減少させ、その結果、防衛機能を大幅に低下させました。それにより農作物は、病原体から攻撃されるようになりました。このことは、植物と土壌微生物が協力した、相互の栄養確保・補完関係を崩してしまいました。

もっとも化学肥料の投与は、農作物の収量を上げました。植物は根を大きく伸ばさなくても、人工的に与えられた養分の吸収によって（化学肥料や家畜の堆肥を与えられたことで）、養分確保を容易にしたからです。しかしそれによって、土壌が劣化してくることを、人々は知りませんでした。そこにおいては、植物と土壌微生物が共生している、という理解も欠いていたからです。そしてやがて、植物の病気が多くなったことを知りました。土壌微生物が提供してくれる、植物を健康にする栄養を欠いたから、そうなったのです。同時に品質が悪くなってきたことにも、気がつくようになりました。そこから生産者たちが、土壌微生物たちを殺していることに、気づきはじめました。

１９５０年ころから欧米の多くの国々では、各農作物のミネラル不足が顕在化しました。研究者たちが解明で明らかにしたことは、①１９７８年から１９９１年の間に、果物と野菜の亜鉛含有量が27～59％低下した、②１９４０年から１９９１年の間に、すべての食品群から銅が20～97％も減少した、③その②の間において、マグネシウムが最大26％低下した、④同②の間において、鉄が24～87％低下した、などです。これらは、地質学の学位も持つ栄養学者デビッド・トーマスらによるもので、イギリスで栽培されていた食物の分析から明らかになりました（この出典は、ディビッド・モンゴメリーら著『土と内臓』築地書館、２０１６年、片岡夏実訳による）。

またトーマスが気にしたことは、イギリスのジャガイモとニンジンのミネラル含有量は、１９４１年から１９９１年にマグネシウムが約３分の１に、鉄と銅がほぼ半分になってしまったことです。またホウレンソウとトマトの銅の含有量が、90％も低下していました。

これらは欧米だけでありません。前にも少々触れたように、日本においても、野菜の栄養価のビタミン類（A、B1、B2、C）が減少を大きくしています。トマトが25～26％低下で比較的少ないが、大根やキャベツは40％以上の低下になっています。

また鉄分の不足はミトコンドリアのエネルギーを出せなくします。日本ではホウレンソウの鉄分不足が８割にもなっています。だから肥料や農薬を使わないことが重要ですが、その当面のカバーとして、鉄のフライパンを使うようにして下さい（鉄なべや鉄瓶もＯＫ）。

しかも研究者らの指摘においては、たんぱく質（アミノ酸）や脂肪も、取り除かれているとしています。さらに重要なことは、人の体の酸化を修正してくれるフィトケミカルが、不活発になっていることです。こうしたことは、植物が土壌微生物との共生関係を失ったことから、そうなっているのです。化学合成物質の使用で、植物が微生物に協力してもらう有益な滲出液を、十分出せなくなった結果、栄養価を大幅に低下させてしまいました。

私たちがスーパーマーケットなどから買う、野菜や果物の栄養価は、以前より大幅に低下しています。以前の半分か、それ以下になってしまっています。化学肥料・化学農薬・除草剤などを長年にわたって使った結果、そうなってしまったのです。だから健康を維持していたいなら、「自然に近い状態の農作物を摂ること」です。野菜や果物による健康効果は、特定成分の作用だけでありません。植物が有していた成分のそれぞれを大幅に低下させたということは、健康に影響する成分同士の相乗作用が、小さくなることをも意味します。それは健康に貢献せず、体を劣化させ、病気の生みにも作用してきます。健康の原点は、微生物が豊かな「土」にあります。このことを十分認識して下さい。

だから、化学肥料・化学農薬・除草剤を使っていないか、極力少ない使用のものを購入して下さい（家畜の堆肥もよくありません。この多くは窒素分が多いから）。あなたが健康維持や長寿を意識するなら、それをさけて通れません。その上、これら（化学肥料・化学農薬・除草剤）は、言うまでもなく化学合成物質なので、これらを使った農作物は酸性化に傾きます。それを食べる

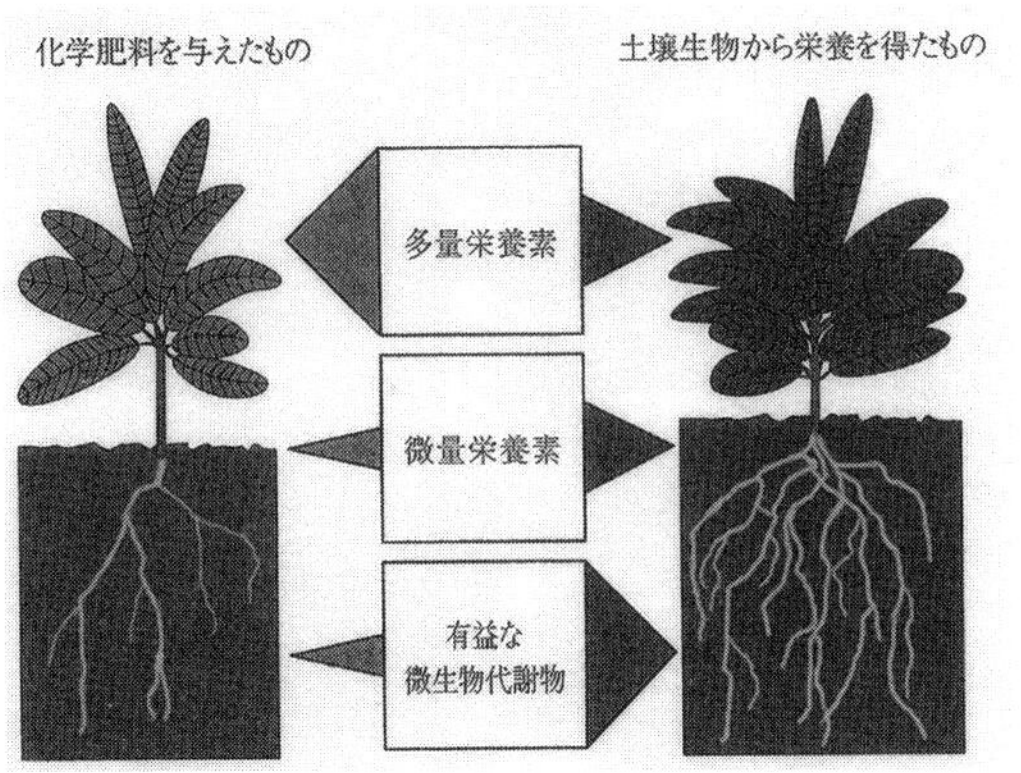

植物には食べ物が大切
有機物に富む土壌は、より多様で豊富な土壌生物の群集を支える。こうした群集は、微量栄養素を利用しやすくし、植物に有益な化合物を豊かにする。

図3-1　化学肥料を与えると根を張らなくなり、有益な栄養素を確保できない
出典：デイビッド・モンゴメリーら著『土と内臓』築地書館、2016年

ことは、摂った人の体の酸性化を促進させます。その点、自然栽培のものは酸性化されません（微生物の活性化には、大型機械で踏み固められていないことも重要です）。

食は何のために摂るのか。それは、美味しければよい、お腹をみたせばよい、ということではすまされません。食は、①生命の維持、②健康の維持、③エネルギーの確保、④体の浄化を図る、そして⑤美味しい、などのためです。この中でも④の「体の浄化を図る」は大変大事です。それらを果たすには、健康のために中身のある農作物を摂ることです。したがって、病気をしないためにも、健康をもたらすためにも、それが大事です。少し値段が高くても、長い目でみて健全な農作物の摂取を勧めます。私もそうした食べ物に替えてから、病気をしなくなったし、82歳になって

も健康が維持されています。カゼを引きませんし、肩こりも便秘もありません。肌荒れも髪の毛の抜けも、ほとんどありません。

これらのこととかかわり、理解を容易にするために、図3－1をかかげておきます。この図をみて分かるように、「化学肥料を与えたもの」は、多量栄養素（収穫量）は向上したが、植物の根の張りは少なくなり、その結果、有益な微生物代謝物（栄養成分量）や微量栄養素を豊かにしなくなります。しかし「土壌生物から栄養を得たもの」は根が張り、微量栄養素（ミネラルやビタミンや酵素など）や、有益な微生物代謝物（フィトケミカルなど）を多くします。このことは大変重要で、土壌微生物の協力によって、微量栄養素や有益な栄養成分量などが確保されることを意味します。私たちは、こうした植物（農作物）を摂取することが最も大切です。

アメリカで有機栽培が伸びている1つの理由は、医療保険が十分備わっていないので、病気にならないように、良いものを食べようとすることが、浸透してきたからです。しかし日本では、健康保険が整備されているので、病気になったら保険でまかなえるという意識があり、良い農産物を食べようとする意識になっていないことがあります。

でもそれよりも私は、有機栽培農産物や自然栽培農産物の良さが、よく分からないためと考えます（アメリカにおけるオーガニック農産物は約6％ですが、日本では0.3％に過ぎない）。価格が高くて、形が良くない有機農産物を、多くの人が買う気にならないと理解しています。だからスーパーマーケットから、有機農産物コーナーが消えています（またはコーナーが小さくなっている）。日本全体でも、有機農産物はこの10年間でほんのわずかしか伸びていません。オーガニック農産物がなぜ重要か、その意味を知らない人がほとんどのためと考えます。

けれども、化学合成物質（肥料・農薬・除草剤など）のない農作物は、健康をもたらします。この点から、有機栽培農産物や自然栽培農産物を見直してみて下さい。それらはえぐみがなく、味が豊かで、野菜本来の味がします。自然に近い植物食ほど、味が豊かで美味しさが増します。これは「栄養が豊かなこと」をも意味します。再度、自然栽培物や有機栽培物は、食べている人を健康にしてくれます。

ここで重要なことを話しておきます。植物も人間も、「微生物と共生関係を持って、それぞれの生命維持を図ってきた」ということです。つまり植物は、炭水化物の豊かな滲出液を土壌微生物たちに供給し、悪い菌などから防衛をしてもらっています。また人間は、食物繊維を腸内細菌たちに利用してもらい、短鎖脂肪酸（酪酸など）を生み、体のいろいろな機能維持（炎症の防止、免疫の強化、健康の維持など）を行ってもらっています。

ところが植物は、人が化学肥料などを与えたことにより、滲出液を十分出さなくなり、防衛機能を低下させ、「栄養成分の減少」をもたらしています。このことは大きな問題です。人間もまた植物主の食から、動物主（肉など）の食に替えたことによって、短鎖脂肪酸（酪酸など）を十分に供給してもらえず、「病気の生み」を多くしています。これらは、人間の都合や想いで進めたことで引き起こしているのです。以前から（昔から）行ってきた共生関係を、人間の対応で変えたことが、自身の体にマイナスを生んでいます。

人間の勝手な想いで〝自然から遠ざかった〟ことが、健康に好ましくない事態を生んでいます。ということは、植物も人間も、「自然から離れない対応をすることです」。植物においては、「土壌微生物相が豊かになる対応（支援）で、栄養を豊かにします」。人間においては、「化学合成物質のない植物中心の食を摂ることで、短鎖脂肪酸（酪酸など）を豊かにし、健康が維持されます」。

特に植物に大事なことは、「根を十分張らせる」ことです。これは、菌根菌が出す粘着性のグロマリンを生める土壌にすることです。それによる団粒構造の形成は、植物によい環境をつくり出します。それがないと、必要な栄養素を形成されず、栄養成分の確保ができません。化学肥料を与えられると、根を張らず、土の栄養を十分吸収されず、中身のない、形だけの農作物になってしまいます。こうした劣化した農作物は、エネルギーが出ない。

つまり、ビタミン類、ミネラル類、フィトケミカル（抗酸化物質）類、酵素類などが、きわめて少ないものになってしまいます（植物は劣化してしまいます）。かつ農作物自体のPHを酸性方向に傾けます。そうした内容の乏しい形だけの農作物の摂取は、人の体を劣化させ、病気を容易に招いてきます。いまの日本はこの状態下にあります（医師はこれを知らないでしょう。栄養士も知らないように見受けられます）。だから農業者自身がこのことを知って、自身の意識と対応の改善も必要です。

それから人は、化学合成物質を分解する酵素を持っていません。化学合成物質は排出されますが、常に摂っていると体に蓄積されて、いろいろな弊害を生んできます。体に冷えも与えてきます（人によっては陰に作用して、免疫力も低下させてきます）。

ここでは、「微小な土壌微生物が有機物をかみ砕いて、新しく成長する植物のためにさまざまな栄養に変え与えてくれる」ことを話しました。真の豊かな栄養の形成には、微小な土壌微生物が関与していることを知って下さい。それがないと、農作物の中身が豊かにならず、健康に寄与してくれる食の提供になってきません。栄養豊かな農作物を提供してくれる農地は、どんな田んぼか、どんな畑か、どんな果樹園かを知って、それぞれを大事にして下さい。土における豊かな微生物の作用なしに、私たちの健康はないのです。土壌の微生物を質的・量的に増大させた農業対応にこそ、健康の原点があります。果物も農薬使用の少ないもの（あるいは使用がないもの）を選ぶようにして下さい。

〔追〕私はいま、野菜におけるミネラル類、ビタミン類、フィトケミカル類が、1950年代ころ成分量の6割減くらいとみています（少なくみても、5割減になっているでしょう）。他方、野菜は1日350g摂るようにと言われていますが、その2割減の280gの摂取です。減っている野菜の中身を考慮すると、1日700g以上の野菜の摂取が重要になります。

しかしそれは容易にしがたいので、自然栽培物（あるいは有機栽培物）の摂取が現実的で、体にも効果的と考えます。もっとも、そうした農作物の生産者と販売者の拡大は、必須の課題です。

補6．フィトケミカルは病気を抑える

フィトケミカルのフィトは植物、ケミカルは化学的な物質で、植物由来の優れたものを意味します。フィトケミカルの持つ最大の作用は、活性酸素を撃退する抗酸化対応です（酸素と化合するのを避ける）。フィトケミカルはすべての植物が持っており（動物にはない）、約１０００種類あると言われています。私たちが知る代表的なものは、①ポリフェノール、②カロチノイド、③含硫化合物（例：イソチオシアネート）などで、抗酸化により健康の維持に働いてくれます。

その中でも、色素、香り、辛み、苦み、えぐみ、酸味、ネバネバなどのある植物は、抗酸化作用が大きい。人の病気は酸化で進行しますが、生の植物を多目に食べていると、病気の進行をくいとめてくれます。また病気にかかりにくくしてくれます。

ブドウの紫色、トマトの赤色、ミカンにあるβ―クリプトキサンチンなどは、フィトケミカルの代表的なものです。また大根の辛みのイソチオシアネートは、肝臓や消化管の解毒（浄化）を促進してくれます。

私たちが植物を摂取すると、こうしたフィトケミカルの作用で、①優れた抗酸化力の発揮、②活性酸素を除去し免疫力の向上、③病的ダメージから細胞を守って傷ついた細胞の修復、④老化の抑制、⑤肥満の防止、などをしてくれます。さらに、⑥心臓病や脳の健康を保ち、⑦アルツハイマー病を予防し、⑧がんの予防にも作用してくれます。だから野菜や果物を積極的に摂る意味は、

極めて大きい。

しかし、化学合成物質（肥料、農薬、除草剤など）を用いた慣行栽培の農作物は、味の特徴が薄くなり（＝フィトケミカルが少なくなって）、健康維持の諸作用（上記①〜⑧の作用）が少なくなります。つまり、健康維持効果は少なくなります。だから自然栽培ものの摂取が大事です。かつ化学合成物質を用いない（かつ大型機械を用いない＝それにより土壌微生物活動は活発になる）、農作物つくりが重要です。

しかも加熱すると、フィトケミカル類を大幅に減少します。だから生の摂取を勧めます。ただし、トマトのリコピン、ブロッコリー、小松菜などは、加熱によってフィトケミカルの利用率が高まるものもあります。けれど総じて野菜類は、生で食べられるものは生で食べた方がよい。特にアブラナ科の植物（キャベツ・白菜・ダイコン・カブなど）には、がんを防止するフィトケミカルが多いし、ブロッコリーもがんを予防してくれる、フィトケミカル作用が大きい。

それからゴマのゴマリグナンは、強力な抗酸化作用をして、活性酸素を取り去る効果が大きい（最もできるだけ、ゴマ油でなく、ゴマで摂ること（その皮の効用が大））。

ミカンに含まれる「β―クリプトキサンチン」は、骨密度を高め、骨粗しょう症の97％を防止します（それにはミカンを１日３〜４個食べることです）。また糖尿病の発症リスクも57％低下させます。フィトケミカルは第７の栄養素です。

第4部　自然から遠ざからない対応が大事

1．人は腸内細菌と共生している
―食物繊維のすぐれた効能―

私は1998年に（いまから26年前の平成10年に）、ある興味から、山形県高畠町「米沢郷牧場」の当時のリーダー伊藤幸吉さんを訪れました。その時彼は、意外な質問をしてきました。「あなたの体は誰と一緒に生きていますか」と。当時私は、この質問にまともに答えることができませんでした。しかしいまは明確に「私の体は腸内細菌たちと一緒に生きています」と、答えることができます。

実はこれ大変重要なことです。私たち人間は誰もが、腸内細菌たちと共生関係を持って生きているからです。この自覚があるか、ないかで、それぞれの個人の健康維持に大きな影響を与えてきます。なぜなら、腸内細菌の主たるエサは食物繊維なので、人はそのことを認識して、食物繊維を十分に摂っていると、腸内細菌たちが元気になって、人の体の健康維持に寄与してくれます。

しかし宿主のあなたに、その自覚・認識がなく、植物食の摂取が少ないなら（動物食には食物繊維が極一部以外ない）、腸内細菌は元気にならず、あなたの体は不調を招いてきます。あなたが腸内細菌たちに配慮した食を摂っていないと、不健康をもたらしてくるということです。つまり人は、「腸内細菌と共生している」という、自覚と対応が大変大事です。

それというのも人は、腸内細菌と共生した生き方をしていると、彼らは、人に必要ないろいろな機能を補完してくれます。だから私たちは、腸内細菌のエサとなる食物繊維を十分食べることで、健康を保持してもらえます。大事なことは、何を口に入れるかで、お腹の細菌叢の構成ががらりと違ってくることです。

食物繊維を多く食べていれば、有用な有機酸の発酵菌（酪酸菌など）が多くなります。それによって、整腸効果が高まります。しかし、加工食品や欧米系の食（たんぱく質・脂質・砂糖など）を多く食べていると、いろいろな炎症や発がんの要因となる、硫化水素・二次胆汁酸・毒性ガスを生んでくるし、動脈硬化を引き起こす酸化生成物なども産生してきます。このこと一口に言いますと、「食物繊維が多いと有用菌」を、「肉や脂質が多いと腐敗菌」を生みます。

それでは、私たちとの共生に作用してくれる、エサの食物繊維を多く食べていると、どのような効果をもたらしてくれるかを、整理してみます。

①腸内細菌を整える（有機酸（有用菌）を分泌して、腸の動きをよくする）
②免疫のバランスを整える（免疫機能を持つTレグ細胞の成長を促してくれる）
③腸のバリア機能を改善する（有害菌やウイルスなどの外敵から守ってくれる）
④肥満を改善する（脂肪の蓄積を抑え、食べ過ぎも抑えてくれる）
⑤便秘を改善する（スムーズな排便にしてくれる、かつ浄化を促進する）
⑥発がん物質の生みを抑制する（二次胆汁酸などの生みを抑制する）
⑦脳機能の維持を図る（酪酸が脳の炎症を抑えて、健全性を維持する）

これらを見ただけでも、腸内細菌たちはびっくりする多くの働きをしていることがわかります。ただしこれは、私たちが食物繊維を十分摂っている場合です。そうなので、逆に欧米系の食、すなわち、肉・卵・牛乳・それらの加工品、あるいは砂糖などを多目に摂っていると、腐敗菌や病原菌を多くなって、腸内の多様な働きが低下させ、不調や病気を招いてきます。

欧米人が行った、欧米系食の1つの体験的実験があります。

イギリスの遺伝免疫学教授のティム・スペクターは、彼の息子の23歳の大学生に、10日間ファストフードチェーンのセット食（ハンバーガー、チキンナゲット、フライドポテト、コーラ、夜はビール）を連日、三食、食べさせました。その結果、腸内細菌の多様性が40％減少し、1400種類の腸内細菌を失いました。息子のトムさんは、この実験途中から、疲労、倦怠感、無気力、不眠に悩まされたそうです。

このファーストフードまで行かなくても、パック入りのパンや、インスタント麺、あるいはお菓子などで多くを済ませる食事は、現在の日本人にもみられ、同様の問題を引き起こされてきています。これらは、腸内細菌との共生を失った姿です。それによって、体にいろいろな不都合を生じてきます。かつ体にだんだんと炎症も生んできます。

健康でいたいなら、食物繊維を多く摂ることを理解した食行動が、最も大事です。しかも人は、植物食を摂ってアルカリ性体質を維持しておくと、健康でいられますが、動物食を主に摂っていると、酸性体質になり、自然から遠ざかった体にもなって、不健康・病気を促してきます。食物繊維は、ほんの一部以外動物食にありません（食物繊維が動物食にあるのは、カニやエビの甲羅だけです）。だから動物食は、腸内細菌と共生関係を築くことができません。江戸時代の人は、動物食を摂らないで健康だったのも、もしかしたらこのことを、体験的に知っていたのかもしれません。

それから、食物繊維や外皮が含まれる「未精製植物性食品」の消費量の多い摂りは、がんや心臓病の死亡率を下げます。前にも少しふれた、アメリカのダグ・ライスは、世界12カ国を対象に、未精製植物性食品の消費量と、がん・心臓病による死亡率の関係を検討しました。その結果、A．未精製植物性食品の消費量が少ないと、がん・心臓病の死亡率が高くなっていたが、B．未精製植物性食品の消費量が多いと、がん・心臓病の死亡率がグーッと低くなっていました。このA．には、ハンガリー、アメリカ、ベルギーなどが、B．には、ラオス、タイ、韓国などが入ります。日本は、〝玄米を捨てた不思議な国〟という評価なのか、この研究の対象に入っていません。しかし、いまの日本はA．の仲間とみられます。

これらに関連し、最近分かってきた重要な1つである、「脳腸相関」についてふれておきます。それと言うのも、腸内細菌の作用が、脳の機能に深く関係しているからです。つまり、腸内に良い細菌たちが多いと、脳の神経細胞を良好に保持し、脳機能は正常に維持されます。そのために、腸内細菌のエサである食物繊維や発酵食品を十分に摂ることです。それによって、神経伝達物質を多くつくり出し、脳機能は維持されます。しかし逆に、動物性食品の多い摂取は、神経伝達物質のつくりを少なくして、脳機能にマイナスの影響を与え、認知症も促進してきます。腸の機能維持にも腸内細菌と共生が大事ですが、それを自覚しない欧米食の多い摂取は、腸内細菌との共生を失ってきます。

それから、上記③の「腸のバランス機能」と関連し、腸壁は病原菌などを体内（＝血液内）に入れ込まないようにしています。そこでは、必要な栄養素だけを通すようになっています。その意味で腸は大変賢い臓器ですが、現代小麦に多いグルテンなどを摂っていると、腸壁に炎症が起き、入れてはならない異物を入れてしまいます。これがしばらく前（日本では2010年ごろ）から問題になっている、「腸もれ」（リーキーガット）です。これは、花粉症にも大きくかかわりますが、さらに肥満・糖尿病・脂質異常症（中性脂肪が多いなど）の要因になっていることが、最近分かってきています。その1つが、腸内に炎症を起こすとインスリンの働きを悪くして、血糖値を悪化させることです。これらを避けるには、食物繊維を十分摂れる食にすることです。これには同時に、小麦を避けることが重要です。小麦を含む欧米食は、腸内細菌との共生を少なくしてくるからです。

加えて最近分かったもう1つの重要なことは、腸内細菌―腸―脳を軸とするネットワークになっていることです。それはさらに、肝臓・腎臓・心臓をも含めた、巨大ネットワークになっているということです。これらのネットワークには、腸内細菌叢が大きくかかわっています（このことを知ると、腸内細菌叢は、「1つの臓器」に匹敵するほどの働きをしているという理解が大切です（腸内細菌数は100兆〜1000兆））。

そうなので、腸内環境が悪化すると、腸の防御壁を守る腸細菌のバランスが崩れて、腸に炎症を起こしてきます。それによって、未消化の食べ物（グルテンなど）が通過して、体内（血液内）に入れてしまいます。免疫細胞（＝腸の兵隊たち）は、それらを入れないために攻撃しますが、腸が乱れていると、その対応が十分できなくなります。だから、私たちの食対応は、①そしゃくが大事になるし、②腸機能を高めることが大事だし、③炎症を起こさないこと、④腸内細菌が十分活動できるようにすること（共生を維持しておくこと）、などのために、食物繊維や発酵食品などを十分摂ることが大変重要です。

また腸内細菌を健全にしておくには、①「殺菌消毒」は少な目にする、②「抗生物質」を多用しない、③食生活を乱す「加工食品」は少な目にする、④「ストレス」を溜めない、などが必要です。同時に〝人は自然から離れることを避けること（共生を維持する対応）〟をしておかないと、種々の慢性炎症を起こしてきます。そうしたことになるか、ならないかは、腸内細菌の働きの良し悪しに大きく関連しています。

それに自然から離れた食には、精製度の高いパンや麺類、精製された糖質たっぷりのスィーツ、ハンバーガーや牛丼・かつ丼が入ります。食品はその精製度を上げると、栄養素の多様性や活性を失います（食の大切な成分が取られるからです）。そうした食は、腸の劣化を大きくします。これらにも未精製が大事です。

最近多くなっている大腸がんの発症要因は、これらに加えて食物繊維が少なく、肉や油の多い食で、腸内を大きく腐敗に傾かせていることもあります。それは、腸内細菌と共生していないから招いてきます。腸内の腐敗の見極めは、便やおならが悪臭を放っていることで分かります。腸内のたんぱく質が腐ったからそうなります。

それから、免疫をコントロールするTレグ細胞は、炎症を抑えることに大きくかかわっています。食物繊維を多く摂っていると、Tレグ細胞を多くします。それは腸内細菌と共生の維持です。Tレグ細胞の働きは、腸内環境の状況に応じて、適正な対応をしてくれることです。その場合、腸から吸収された栄養は、肝臓に運ばれてそこに蓄えられ、そして必要な道具をつくって、全身に使えるようにします。それは、食事で一緒に入ってきた毒素や、腸内で発生した毒素および毒ガスなどを、無毒化・無臭化してくれます。

この機能は、健康維持に大変大事なことなので、酪酸菌を増す食をしっかり摂ることが大切です。そうしておくと、Tレグ細胞は増えます。その食は第3部の3でふれたように、A．酪酸菌を「増加」するフラクトオリゴ糖のある食（ゴボウ、ネギ、タマネギなど）、B．酪酸菌の「エサ」になる水溶性食物繊維のある食（納豆、カボチャ、トマト、コンブ、リンゴなど）です。Ⅰ型糖尿病の人は、血液中のTレグ細胞が減少しているという、見解があります。それに感染症の防止には、酪酸菌を多くして、腸内環境を整えておくことが極めて重要です。

日本人は、昔から食物繊維を多く摂り、Tレグ細胞を増やせる体質を持っています。同時に日本人は、短鎖脂肪酸（この1つに酪酸が入る）を生む能力を高くしていました。だから日本人は、以前（明治のはじめまで）健康な人を多くしていました。そうなので、いまの日本人も自然に接近して、腸内細菌たちと共生する食を摂るようにして下さい。私は酪酸菌を増加する食や、酪酸菌のエサになる食を摂ってきたので、病気が近づいてきません。そのことは、80代に入ってからも実感できます。健康や免疫の「要」は、「腸」にあることも実感します。健康のためには、肉や小麦などの欧米系の食を、少なくすることです。

それに大型機械で耕起し、化学肥料や化学農薬を多く使い、除草剤も使った単一的作物構成の近代的農法は、豊作や飽食をもたらしました。しかしその継続は、土を破壊し劣化させ、土からすぐれた栄養を奪い、微生物の減少を大きくしました。それらによって、不健全な土になり、栄養バランスの欠いた農作物を生みました。土を固め・土を汚したことのツケは、ミネラル・ビタミン・フィトケミカルなどを少なくして、現代人の免疫力を低下させています。

またフィトケミカルの1つに入る、侵入してきた病原の増殖阻害機能を持つ「ファイトアレキシン」は、農薬を使うことで含有量が下がります。ファイトアレキシンは、植物が自然の環境にさらされながら、自らつくり出した天然の抗生物質なので、極力農薬を使わないことが大切です。ファイトアレキシンは、広範囲の病気に有効な対応をしてくれるからです。

つまり、農作物に農薬を使うことは、自然の持つ病原菌を防御する能力をなくしてしまいます。今日のこれまで行ってきた慣行的な農法から得られた農作物は、人の健康を促進してくれません。農薬を使うことは、病気に対する抵抗力をないものにします。だから農作物生産は、自然から遠ざからず、自然を活かすことが大変大切です。

しかも重要なことは、植物に含まれる多様な栄養素は、部分でなく、全体を活用してこそ、すぐれた健康効果を発揮してくれます。これは食のすべてを用いること、すなわち「丸ごと」で食べることによる力（＝ホールフードの力）です。これが潤いのある食です。たとえば、リンゴの抗酸化力のビタミンCは、100gの生のリンゴで5.7㎎ですが、丸ごと食べるとビタミンC1500㎎に相当する抗酸化力を発揮してくれます。「丸ごと」食べた抗酸化力は、全体の約260倍にもなります。なぜそうなるのか。生のリンゴには、ビタミンC以外にも、抗酸化活性能力を持つ多くの成分が含まれており（ケルセチン、カテキン、フロリジンなど）、それらが協力し合い響き合って、抗酸化を発揮してくれるからです。

こうしたことは、いろいろな植物食にも言えることです。だから「丸ごと」摂取が大事です。

私自身も、この対応をするようになってから、体の不調が消えたように思います。「丸ごと」食は、腸内細菌と共生して対応してくれます。

他方、過剰な窒素肥料（それは、化学肥料および未完熟な堆肥を問わない）で育てた農作物は、硝酸態窒素を多く含み、これが口内細菌や腸内細菌などの作用で、亜硝酸態窒素という有害物質に変化します。それが、血液中のヘモクロビン活動を阻害し、結果として酸欠になり、発がん性の元になるニトロソアミンの生みや、糖尿病の誘発にも影響を与えてきます。だから農作物には、多くの窒素を与えないことです。

ヨーロッパなどには、農作物の窒素は３０００ppm 以下とされていますが、日本にはこうした基準がなく、野放し状態で、１００００ppm 以上も少なくありません。健康のためには、２５００ppm 以下の農作物の摂取が大事です。この点からも、自然栽培農作物を摂る意味が大きいし、慣行的栽培であっても、窒素肥料の使用を少ない生産者のものを摂るようにして下さい。これはあなたの健康のためにです。

2. 人は食品添加物から距離をおく

―慢性腎臓病を避けるためにも―

今日、自然から遠ざかった食の代表的１つが、食品添加物の入った加工食品です。なぜなら、食品添加物の摂取は、人の体に不調や病気を、少なからず与えているからです。それの病気の代表的なのが慢性腎臓病です。しかも慢性腎臓病の増加は、日本社会に深刻な影響を与えてきています。というのも、慢性腎臓病になっている人は１３００万人もおり、成人８人に１人になっていて、年々増加しているからです。そして60歳以上は、おそらく3人に1人くらいがなっているでしょう。

そもそも慢性腎臓病という病名は、２００2年アメリカの提唱によっていますが、人の腎臓における濾過機能低下は、そのしばらく前から進行していました。しかも、自身の体で血液の濾過ができなくなって行う人工透析は、１９７5年ごろからはじまっています。このことは、高齢化の進行と重なるように、腎臓の濾過機能低下していることを意味します。それが、食品添加物を多く摂るようになり、それと比例するようになっているところに、問題の大きさを感じます。それゆえにここでは、食品添加物摂取の観点から、なぜそう言えるかをみることにします。なお慢性腎臓病というのは、腎臓の働きの悪い状態が、3カ月以上続いた場合にそう言っています。

人の体の主たる濾過は、腎臓の濾過機能装置「ネフロン」が行っています。この「ネフロン」なるものは、１つの腎臓に１００万個もあります。人の腎臓は2つあるので、合わせて２００万個になります。ネフロンで行っていることは、A.「糸球体」による血液の濾過と、B.「尿細管」による、①濾過された血液の再吸収と、②不必要になった分を尿として排出です。濾過機能装置「ネフロン」が1日で行うこれらの量は、１８０ℓ（これはお風呂1杯分）です。人の機能を正常に保つのに、腎臓はこれほどすごい働きをしています。

血液の濾過がされないと、血液が不浄化になり、私たちは正常な日常生活をすることができなくなります。そうなった人は、週3回、1日4〜5時間かけて、人工による濾過＝透析をしなければなりません（日本の人工透析者はいま35万人。毎年1万人増加している）。この人工透析の経費は年1.3兆円、それの合併治療を入れると、国の全医療費の2割にもなっています。このことは、日本の国として、いま〝厄介な悩みの種〟になっています（これは1970年ころまでなかったものです）。

ではなぜ、腎臓の濾過機能が衰えるのか。それは、食事から「リン」を多く摂っていることに関係しています。リンが体内に必要以上に増えると、「細胞毒」となり、血管をボロボロにさせ、「ネフロン数」を減らし続け、かつ多くの病気を生んで（高リン血症や動脈硬化など）、さらに「老化加速物質」にも作用します。それはまた、血管石灰化（血管がガチガチと硬くなる）や、非感染症の慢性炎症も発生しやすくします。

そうしたことを知ったうえで、「有機リン」と「無機リン」のことを、理解することが大切です。食品中にある「有機リン」の多くが、たんぱく質の含有量と比例しています。ということは、動物性食品はたんぱく質が多いので、リンの含有量が多い。つまり、肉類、乳製品、卵類にリンが多い。このことは、魚や魚卵にも言えます。そしてこれらの動物食は、リンが「吸収されやすい食品」です（鶏以外の赤身肉は、リンの「含有量」も「吸収率」も高い）。特に魚卵はリンの含

表 4-1　リンが吸収されにくい食品とされやすい食品

◎	主食	玄米、ライ麦パン、ソバ（ゆで）、スパゲッティ（ゆで）
△	乳製品	牛乳、ヨーグルト、プロセスチーズ
△	卵類	卵、たらこ、いくら
◎	豆類	大豆、納豆、きなこ、豆腐、油揚げ、豆乳
△	魚介類	どじょう、ししゃも、煮干し、桜エビ、するめ、さんま、まぐろ（赤身）、しらす干し
△	肉類	豚レバー、ウインナー、ロースハム
△	おやつ	チョコレート、ポテトチップス、ポップコーン
◎	ナッツ類	アーモンド、カシユーナッツ、ピーナッツ
◎	野菜類	ホウレンソウ、キャベツ、レタス、キュウリ、ナス

表において、◎は吸収されにくい食品　△は吸収されやすい食品

出典：黒尾誠著『腎臓が寿命を決める』幻冬舎新書、2022 年（黒尾作成の表に、野菜類を著者が加筆した）

有量が多いので、毎日摂らない方がよい。

それから、牛乳が白く見えるのは、「リン酸カルシウム」と「カゼイン」（たんぱく質の粒）が粒子となって分散しているからです。これの多い摂取は注意が必要です。

これに対し、同じ「有機リン」に分類されていても、植物食のリンは「吸収されにくい」。大豆はたんぱく質が多いが、その有機リンはフィチン酸なので、吸収が少なく、排泄されていきます。この点も含め、野菜類、豆類、主食類（玄米、ソバ、ライ麦パンなど）は、「吸収されにくい食品」です。反面おやつ類の、チョコレート、ポテトチップス、ポップコーンなどは、吸収率が高く、多く食べない方がよい（表4－1を参照して下さい）。

特に問題にしたいのは、「無機リン」に入る〝食品添加物〟です。今日では、ほとんどの加工食品に食品添加物が入っています。私たちが日常的に口にす

るものでも注意したいのは、①加工肉のソーセージ、ハム、ミートボール、ベーコン、②魚肉の練り物、かまぼこ、干物、明太子、③インスタント麺、袋詰めのパン、市販の漬け物、④お惣菜や弁当などで、これらのほとんどに食品添加物が入っていて、慢性腎臓病に影響を与えているからです。また⑤ラーメンの「つなぎ」の「かんすい」にも無機リンが入っています。これらの多い摂取は避けて下さい。

これを機会にみなさんは、加工食品の袋に書いている食品添加物の多少（数）と、どんな添加物が入っているか見ることに心がけて下さい。自分の体が大切なら、食品添加物摂取の数と種類などが、慢性腎臓病になるか、ならないか分けることを知って下さい。この病気は、あなたの食と摂り方で決まるからです。

だがしかし、加工食品の表示をみても、多くの場合「リン」の有無はほとんど示されていません。あるのはベーコンなどにある「リン酸カルシウム」などです。あるいは「メタリン酸ナトリウム」や「ポリリン酸ナトリウム」などです。けれども多くの場合は、「一括表示」で示されていて、その中にリンが入っていることが、少なくありません。

リンが多く使われている食品添加物は、「PH調整剤」（これは食品の変質や変色を防ぐもの）で、「ポリリン酸ナトリウム」「クエン酸ナトリウム」「酢酸ナトリウム」などの集合体からなっています。しかもいまの食品添加物の示しは、ほとんどが「一括表示」なっています。その中でもリンが入っているとみなせるのは、「乳化剤」「酸味料」「強化剤」「香料」「着色料」などで、それらには大なり小なり、リンが入っているとみていいでしょう。だから、そうした表示をみて、それらの食品添加物が入っていないもの、入っている数が少ないものを選ぶようにして下さい。

健康にとって、リンが「見えない敵」です。なぜならそれが、日常生活の中に深く入り込んでいるからです。だから、それから防御するには、①調理を手作りする、②ファーストフード食を減らす、③着色料の入った食品を買わない、④スナック菓子類を減らす、⑤カップラーメンを減らす、⑥ハムやソーセージを減らす、⑦加工食品を少なくする、などのことをすることです。高齢者は時間があるので、動物食を減らしながら、植物食を用いて、自分で調理して下さい（私はこれらの対応が10年以上定着しています）。自身の健康のためには、働いている人も、こうした努力が必要です。

私たちの体は、リンが骨や細胞の維持に欠くことができません。しかしリンを摂り過ぎると、腎臓機能を低下させ、血管障害や慢性腎臓病を引き起こしてきます。それが、老化を加速させる要因にもなります。

リンを多く摂ると、どんな障害を起こしてくるかの要点を、「血中リン」（血液の中）と「尿中リン」（尿細管の中）に分けて、みておきます。

「血中リン」：血液中のリン濃度が高くなり、CPPを増えて、血管や全身の臓器に障害を起こしてくる（CPPは「リン酸とカルシウム」が結合したコロイドの粒子）

「尿中リン」：尿細管にCPPによる障害を起こしてくる。年齢と共にネフロンの数が少なくなっ

てくると、尿細管はよりダメージを受ける

これらを一口に言いますと、リンとカルシウムが結合した「リン酸カルシウム」のコロイド粒子により、いろいろな障害を起こしてくることです（これらのことがらは、黒尾誠著『腎臓が寿命を決める』幻冬舎新書、２０２２年を参考にした）。

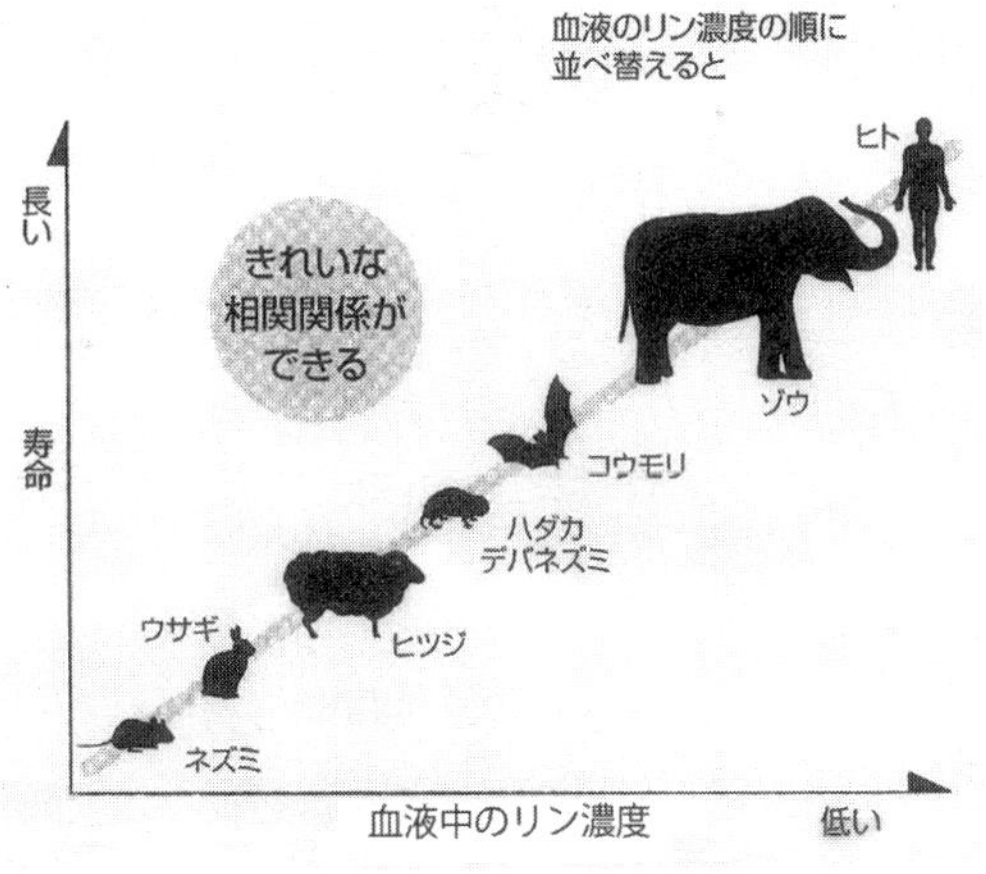

図 4-1　血液のリン濃度と動物の寿命
出典：表 4-1 と同じ

リンは人に必要ですが、血液中のリンと動物の寿命を示した有益な図があります。図４－１でみるように、「体内にリンを溜めがちな動物ほど寿命が短く（＝血液中のリン濃度が高い動物）」、他方「リン排出の能力が高い動物ほど寿命が長い（＝血液中のリン濃度が低い動物）」。つまりこれは、〝リン排泄の調整能力が高く、高性能腎臓を備えている動物ほど長く生きられる〟ことを示しています。人間はその調整能力の優れた動物です。

そうであるなら、この能力を十分活かせる対応をすれば、健康長寿になります。腎臓の働きが正常になされるように、食事で対応することです。それなしに健康は保てません（もっとも植物食のほとんどは、これらを意識することありません）。

リンは普通の食事をしていれば、不足することはありません。問題は、リンの多い肉・魚・乳製品を多く摂り、食品添加物の入った加工食品を日々摂っていると、体に障害を起こしてきます。リンは無味・無臭ですので、自覚してリンを多く摂らない食行動に心がけることです。

その対応はリンの含有量が少なく、リンが「吸収されやすいか」「吸収されにくいか」で、判断することです。食品にリンが多くても、吸収されなかったら、問題ないからです。その判断は、まず「有機リン」と「無機リン」に分けた対応です。「有機リン」は食品中にあるリンです。「無機リン」は食品添加物にあるリンです。「吸収されやすい」のは「無機リン」で、この吸収率は90％以上で、すこぶる高い。他方の「有機リン」の体内への吸収率は、20～60％です。

その「有機リン」においても、A．肉や乳製品の動物性食品は「吸収されやすく」、吸収率40～60％ととらえた方がよいようです。しかし、B．野菜や大豆などの植物性食品は「吸収されにくく」、吸収率20～40％ととらえた方がよいようです。

慢性腎臓病の人は、食品添加物が少なかった50年くらい前まで、極一部しかいなかったようです。それがいま国民病とも言われるほど、大きな問題になっています。それゆえ食品添加物から距離をおいて下さい。これは自然になかった化学合成物質だからです。これを摂るようになってから、問題が顕在化しました。同時に動物性食品も少なくして下さい。食を自然に近づけることが最も大事です。

慢性腎臓病の主犯は、吸収しやすいリンのある食品添加物の入った「加工食品」です。またその準主犯は、リンの吸収率がやや高い「動物性食品」です。だからこれらを控えることが重要です。赤身肉（牛肉・豚肉、馬肉）や牛乳は、濾過機能障害をもたらしてくるからです。いまの一般の食生活では、「リンは必要量の3倍」も摂っています。けれども植物食は、慢性腎臓病にほとんど関係しないとみていいでしょう。

したがって人は、①加工食品をグーッと少なくし、②動物性食品も少なくし、③植物食中心の食にすれば、誰もが慢性腎臓病になりません。

自然にない化学合成物質の食品添加物の摂取は、体を蝕んできます。人間は自然の食材で生命を営んできた動物です。この原点に立ち返ることが最も重要です。そうであるのに、日本の食品添加物の許可数は830で（これに天然香料など入れると1500にも）、アメリカ133、ドイツ64、フランス32、イギリス21と比較し、許可数が飛び抜けていて異常に多い（2022年現在）。だから日本人1人の年間食品添加物の摂取量は年4kg強にもなっています。この多い食品添加物の許可数と摂取量の多さが、慢性腎臓病を多くしているとみられるし、病気大国・介護大国にも作用しいるととらえられます。

なお、慢性腎臓病の主犯の食品添加物は強酸性です。また準主犯の動物性食品も酸性食品です。アルカリ性食材を主にした日常食生活であれば、慢性腎臓病は生みません。私たちは、アルカリ性体質の動物であることを再度自覚して下さい。それから離れた食行動が、話してきたことがらを生んでいます。自然に寄り添うことが大事です。

これらのことを要約します

A．慢性腎臓病を防ぐには、①添加物入り加工食品を避ける（リン吸収率大）、②動物食品の摂取を少なくする（リン吸収率中）、③植物食主の食（リン吸収率小）にすることです。

B．このことは、食品添加物と動物食による酸性体質から、植物主のアルカリ性体質への転換を意味します。人を食の面から本来の体質にする。

C．許可添加物数は、欧米並みの4分の1以下（800台から200以内にする）への減少が必要です。添加物減少政策が必要です。

D．大局的観点から（つまり、①この病人の減少を図る、②医療関係者の負担軽減を図る、③国家の医療費減少を図るなど）、国の新たな指導体制の構築を強く望みます。

3．自然に接する対応の意義

―植物にある野生の還元力が大切―

今日の多くの人は、歳を重ねてくると病気になりがちになっています。歳と共に体のいろいろな機能が低下してくるので、そうしたことは当たり前かもしれません。でも私は、60代後半から、むしろ体調不良が少なくなり、70代に入って病気らしい病気をしなくなりました。そしています80代前半ですが、かえって健康になっています。カゼは引かなくなり、肩こりや首のこり・腰痛がなく、虫歯治療もなくなりました。肌荒れも消えました。

これがどうしてなのか、しばらく分からなかったのですが、食をアルカリ性体質に替えたことがあるようです。しかし、それと合わせるように、食の還元力を高めていたことが、関連しているようです。それゆえにここでは、どんな食が還元力（＝酸素を取り去る力）を高めてくれるかを、話すことにします。

その場合、アルカリ性体質にも、還元力の向上にも、食材が大きくかかわっているとみることができます。それの基本は、第1に植物食を主にしていること、第2に化学合成物質を用いない食材であること、第3に加工食品の使用が少ないこと（これの多くに食品添加物がある）、です。私は、有機農作物や自然栽培農作物を多く摂るようになってから、体の不調・病気がなくなりました。一般栽培で使われている化学肥料や農薬は、化学合成物資ですが、これらは自然界になかったものです。それらが少ない食材・食品を摂っていると、体が浄化されて、不調や病気を招かないようにしてくれます。

これを勧めながら分かってきたことは、野生植物ほど還元力が大きいことです。言うまでもなく野生植物には、農薬が使われていないし、化学肥料も使われていない。また野生の下で、菌根菌が活動してフカフカの土になっているので、豊かな栄養素も十分備えられる環境にあります。

そうした環境の野生植物は、自分を守るために、自身が工夫して積極的に生きています。もっと言えば、「植物が持っている自身の生命力を、自ら最大限に引き出し・活用して生きています」。それは大自然のエネルギーを吸収し、自身の生命力を高めているとも言えます。その中では、ミネラルバランスをよくして、還元力を高めた対応をしています。それが野生の対応です。最もこのミネラルバランスは、岩や石などの「無機のミネラル」でなく、植物自身の「生物のミネラル」です。

それゆえに、山菜、タケノコ、フキ、タラの芽、ウド、ふきのとう、マコモなどの摂取は、植物の持つ還元力によって、摂る人の還元作用（酸素を取り去る力）を高めて健康にしてくれます（ただしワラビは発がん性があるので、摂らないか、少なくすること）。このことは、秋のキノコ類（それは自然のもの）にも言えるし、海藻類のコンブ・ワカメ・ヒジキ・天草・寒天などにも言えます。またかつては、日本で一般的に摂られてきた、ヨモギ、イタドリ、ヤマイモ、ユリ根、山椒などにも言えます。

これらには、野生植物が自分に必要なミネラルを、自身が選択して吸収したもので、生命力の原点になっています。そのミネラルは、カルシウム、カリウム、ケイ素、塩素、マグネシウムなどを主に、鉄、リン、亜鉛、銅などからなっています。なかでも海藻類は、太陽のエネルギーが十分に届かない海中で生存しているので、多量のミネラルが吸収されています。それが還元力に大きく作用してくれます。

日々私たちの食卓に上がる、一般的な栽培による植物のミネラルバランスは、与えた化学肥料の作用によって、カリウム、リン、マグネシウムが多く、野生植物とはかけ離れています。というのも、それらには、カリウムやリンが、カルシウムの数十倍もあることがあるからです。その点をみると、海藻類はそういうことが少ない。ということは、海藻は自然の影響を大きくしているので、還元力も大きい（だから海藻類は日常的に食べた方がよい）。

一般の農作物生産においては、化学肥料を大量に使われています。窒素、リン酸、カリは、三大肥料と言われて使用してきました。このため私たちが食べている農作物は、「自然の食材」になっていません。大量の化学肥料を使った、人工的なエネルギーで生産されたものなので、ミネラルバランスが野生のものと大きく異なります。現在の野菜などは、化学肥料を吸収して生長するようにされた、「つくり物」になっています。いまの種そのものが、特定の栄養素を吸収するようにつくられたＦ１種（１代雑種）です。〔「工場野菜」は「つくり物」の代表です〕

その点野生の植物は、自ら内なる自然の声に従って栄養を選択しています。だから栽培作物と野生植物は、全く異なったミネラルバランスになっています（この点は、中山栄基著『野生の還元力で体のサビを取る』風雲舎、２００９年による）。そうなっているので、私たちの体は、栽培作物と同じように、きわめて人工的なミネラルバランスになっています。

ということは、スーパーの野菜を多く摂っても、還元力を高めてくれません。だからこそ、野生のもの、あるいは自然に近いものを摂り、自然のミネラルバランスによって、還元力を高めることが重要です。加えて、化学肥料や農薬を用い人工的な土壌の下で育った一般栽培作物は、大地の生命力が十分届かないものです。私たちはそうしたものを主に食べていると、長命になっても、「長寿」(=健康を伴ったもの)になってきません。

それはなぜなのか。一般栽培ものは、植物体を大きく「酸化」させられたものになっているからです。自然のミネラルバランスを失うことは、元素間の柔軟な結合力を失っているし、あっちこっちがサビついた状態にもなっているからです。自然を欠くことは、そういうことを意味します。そしてこれに、大きな手伝いをしているのが、食品添加物(化学合成物質)の入った食品です。だから健康を取り戻すには、サビの作用を取り除くことが、きわめて大事です。日本の現状においては、「健康食品」と名を打っていても、化学合成物質が入ったのもが多いので、還元力を発揮してくれません。

ミネラルは生体の栄養源になって、消化・吸収・代謝・排出にかかわり、身体のあらゆる活動に作用を与えてくれます。体は膨大な細胞の体液を一定濃度に保ちながら、ミネラルで体の調節をしてくれます。けれども、そのミネラルバランスが変わると、体に少なからずマイナスの影響を与えます。これが長期に続くと、不健康をもたらしてきます。人間は長い間、野生のものを食べて健康を維持しきたので、肥料を与えられてアンバランスになったミネラルの摂取では、そういうことを起こしてきます。

以前は、野生からのバランスあるミネラル摂取によって、体の毒を消し、病気にならない・病気に負けない、体にしてくれていました。そこでは、がんの抑制、疲労の抑制、余分な成分の排出、殺菌や抗菌、解毒、そして食味のアップなどもしてくれていました。しかも、それらによって病気を防ぎ、治癒力を高め、免疫力も高め、生命の素になって、体によい機能を果たしてくれていました。それらは、還元力によって酸化を防止してくれたからです。酸化は、心身のストレスにも影響を与えます。

私は、秋田県の山村で生まれ・育ちました。そこでの育ちは、昭和20年代から30年代はじめのころでもあり、多くの人が貧しかった。春になると山野草のコゴミ、ミズ、ヒロコ（早春野生的畑に自生）、ウルイ、山ウド、行者ニンニク、ぜんまい、セリ（せきに自生）、ジュンサイ（沼に自生）などを採取して、食材にしていました。それらは自然のものなので、美味しかった。それが貧しい中でも野生の還元力の作用で、人々の健康を支えていたのだと、いま理解できます。

私たちの体には、自然と協調する対応と、それにシンプルに接近して諸機能を高める作用があります。それゆえ、人工化した土壌を自然的な土壌に替え、人工化した食べ物から、自然的な食にすることが、きわめて大事です。なぜなら日本人は、１００年以上前まで、ズーッとそうした食を摂取し、健康を維持してきたからです。体は自然と調和する作用があります。いろいろな病気の誘発も、自然から離れたところに基因しているので、「自然に帰ること」が最も大切です（あるいは自然に接近することが大事です）。

こんな言葉があります。

善とは、自然と調和し、共に歩み融合すること
悪とは、自然と離反し、決別していくこと

これは、高野山の住職岡部観栄氏が言われたことです。私たちが生きるということは、自然と共にあり、自然に寄り添い、自然に任せることだとしています。私たちの体は、そういう中で形成して「生」を営んできたし、それはいまも変わりがありません。自然から離れることは、不健康そのものになっていきます。

化学肥料や化学農薬を使い、収量が多くなり、そろったものができても、結局毒物（化学合成物質）の入ったものを体に入れることは、その蓄積によって不健康を促進し、命を縮めます。命を縮めなくても介護を受ける身体になります。それらのないものは、自浄能力を高めて、知らないうちに健康にしてくれます。私はこの15年くらい体験で、それを知りました。80代前半でも病気は近づいて来ないのです。野生の植物が多いわけでありませんが、自然から離れない、自然に近づけた食対応は、そういうことをしてくれます。

健康にかかわる還元力の中身は何か。それは、①多くの炎症を改善してくれます。②活性酸素を除去してくれます。③免疫力の向上を図ってくれます。④多くの殺菌効果を高めてくれます。⑤動脈硬化を抑制してくれます。⑥ウイルスの感染を抑えてくれます。

これらは目先の病気対応でなく、あらゆる病気にならなくしてくれます。つまり、現代病の多くの原因である、化学合成物質を取り払ってくれます。還元力にはそういう効果があります。そ

れが野生ほど、あるいは自然的対応のものほど、大きくしてくれるということです。

もっとも、注意をしておきたいのは、果物の還元力です。その還元力は大きいとみてよいと思いますが、問題は現在の果物のほとんどが、農薬を使い、化学肥料を多く使って、生産するようになっています。だが農薬・化学肥料を使うことで、還元力が小さくなります。同時に、それらを使うことにより酸化を大きくします。だから、現代の一般的な果物は、多目に食べていても体によいことをしてくれるということは、必ずしも言えません。

果物を食べるなら、極力、農薬・化学肥料の使用がないか、少ないものを摂って下さい。そういうのを探すのは、容易でないかもしれません。残念ながらいまの多くの果物は、そういう状況にあるからです。農薬や化学肥料を使った果物は、還元力が大きいと言えず、かえって体に不調や不健康に作用を与えることもあります（生協に入っていると、農薬・化学肥料の少ない果物を、一定程度得られます）。

日本の果物は、見栄えがよい、糖度が高い、そろっている、などのことが中心になっており（あるいは栽培しやすいなど）、健康との関係をみてこなかったように、とらえられます。ましてや野生の果物というのは、ほとんどない（私が郷里にいたころの、野イチゴ、アケビ、クリ、スグリ、山ブドウなどの、野生の果物がなつかしく思います）。

なお、化学肥料・農薬を使った農地は、山野の落ち葉を用いた腐葉土をつくり（これには４年かかります）、それを土に混ぜた対応を続けることで徐々に野生化し、自然的な農地になってきます。第3部の4でみた、埼玉県川越の〝平地林の落ち葉でつくった腐葉土〟が、いまも大切です。そこには、自然からの食の豊かさと、人を健康にする1つの原点があります。野生的農地は、生産者の意識が変わると、つくることができます。後退した日本人の活力は、「地力」の改善が改めて問われます。

補7．野生の「舞茸」といまの「マイタケ」

野生の「舞茸」は、すこぶる大きい。だから、ブナの老木根株などから発見された舞茸をみると、「思わず踊りだしてしまう」ということから、〝舞茸〟と名づけられたと当時聞きました。私が30歳くらいの時に（1970年ころ）、郷里の秋田県大平山の麓で採れた1個の舞茸は（親戚からもらったもの）、長さ90㎝、幅40㎝、厚み30㎝くらいで、7㎏くらいだったと記憶しています。それは見ただけで大きさに圧倒され、驚きと感動でいっぱいになったことを、いまだ覚えています（踊りたいほどにうれしかった）。だから、いまスーパーで売られている、人工栽培のパックに入ったマイタケとは、似ても似つかない（この人工栽培は1970年代に見出され、1990年過ぎころから現代みるマイタケの姿になった）。

特に野生の舞茸は、栄養学的にすぐれています。ビタミン類、ミネラル類、食物繊維がきわめて豊かで、腸内細菌を活性化させ、免疫力も高めてくれて、抗がん作用や血糖値の降下にも有益で、認知症予防に作用すると言われています。その健康効果はすこぶる大きい。

私が知った当時の舞茸は、味と香りがすごく良かった。それに比べいまのパック入りのマイタケは、その3割程度の味・香りと思います。野生のすばらしさは、こうしたことにも表れています（味や香りが薄いものは、効能も薄くなっていると思います）。

先人たちが、秋田の郷土調理「きりたんぽ鍋」に野生の舞茸を用いた意味も、分かります。当時これに野生のセリを加え、新米を用いたきりたんぽ鍋は、季節性がありました。

当時は「舞茸」だけでなく、ウドやタラの芽にも味が十分あった。香りも大きく、ウドには一定の苦みもあった。それらの野生の還元力および自然の抗酸化力が、摂取する人々の健康を支えていたようにとらえられます。人工栽培は便利さを提供してくれたが、中身（還元力や抗酸化力、ミネラル、ビタミンなど）を失ったことにより、人々を不健康にしてきているようにみうけられます。

当時人口4千人の私の村には、医者がいなかった。となりの村の医者が掛け持ちしていました（通って）。その2つの村を合わせて約8千人を、1人の医者が担ってくれていました。日常の健康管理は「富山の置き薬」であり、手術や入院の時だけ平地の町の病院に行きました。考えてみると、季節性もあった野生の産物や自然の産物が、人々の健康を支えてくれていたようにとらえられます。いま食べる植物のほとんどが人工化されたことが、不健康の生みに作用しているように思えてきます。

4. 植物の還元力が認知症を防御する

―卵や肉を減らし「メチオニン」摂取を少なく―

2023年、製薬会社エーザイ（日本）とバイオジェン（アメリカ）が開発した「レカネマブ」を、認知症の抑制に作用するとして、その使用承認がまずアメリカでなされ、この動向を踏まえ、日本でも承認されました。そうは言ってもその抑制は、アルツハイマー病の原因と考えられているアミロイドβたんぱくを27％取り除くという効果です。それは、これまでの認知症薬の効果約20％より少し高い程度です。したがって、この効果のとらえ方は、認知症の進行を数年遅らせることです。もっとも、〝アミロイドβたんぱくを除去する働きがある〟という点では、一定の評価がされてよいでしょう。

けれども、これの年間薬代は298万円になることや（1カ月25万円弱）、副作用として、①アレルギー、②脳の腫れ、③出血、④倦怠感、⑤寒気、などがあるので、手放しでは喜ぶことができません。それだけでなく、果たしてアルツハイマー病の原因は、アミロイドβたんぱくの蓄積だけによるのか、という疑問が少なくありません。

日本では2023年6月に、「認知症基本法」が成立したが、認知症の人が暮らしやすくすることに狙いをおいたもので、認知症を生まないようにするには、どうすればよいかという視点を持っていません。つまりこの認知症新法は、認知症になった人と「共生社会の実現」に重きをおいたもので、本格的な予防を図ることに全く接近していません。この点は大変残念に思います。

私は前から、認知症は生活習慣病なので、食習慣を改善すれば防げるとみて、これまで出した〝食と健康〟の著書で、「認知症を防ぐ食」にかなりふれてきました（長谷山俊郎著『健康長寿をもたらす食』農林統計出版、２０２２年などにおいて）。

それをごくかいつまんで言いますと、アルツハイマー病の発症を促進する食は、①動物性食品であり、②食物繊維のない食品であり、③小麦を用いた食品であり、④精製した食品であり、⑤加工した食品である、などでした。これらの食は、脳神経細胞死を起こすアミロイドβたんぱくを蓄積して、かつ細胞内でエネルギーをつくり出すミトコンドリアを異常にするからです。

それゆえ、アルツハイマー病を生まない食は、A．動物性食品を少なくする、B食物繊維やフィトケミカルに富むものを摂る、C．酵素を補給する生の食を摂る、D．玄米や発酵食品を摂る、E．抗酸化に作用する自然に近い植物食を「丸ごと」で摂る、などのことが大事としました。これらによって、脳神経細胞死を防ぎ、エネルギーを出してくれるミトコンドリアを増やすことができるからです。

〔なおミトコンドリアのエネルギーを出すには、鉄分が必要です。最近ホウレンソウなどの鉄分が大きく欠乏しているので、鉄のフライパンを使うなど気を使って下さい〕

ミトコンドリアを増やすことは、抗酸化力、その点をやや角度を変えて言うと、還元力を高め、活性酸素を取り除いて、体の酸化を少なくすることです。それによって、毒素であるアミロイドβたんぱくを除去し、ミトコンドリアの活動を活発にさせることができるからです。現にアメリカの何点かの大学で行った、アルツハイマー病にかかわる研究においても、抗酸化食品などが認知症の減少を促していました。ですが、こうしたことは、認知症の防止を強くさせるというところまでに、十分行っていないともみられます。その点を考えると、認知症の原因物質は、アミロイドβだけと言い切れません。

そう思いつつあった時に、私は「認知症の原因物質がホモシステイン酸」であるというとらえ方に接しました。しかも、その原因物質のホモシステイン酸を取り除く対応は、「還元力」のあるものを中心においています。かつまたホモシステイン酸なるものが脳内に入らないようにするために、「フェルラ酸」（これは玄米などにある）を重視ています。それゆえに、認知症を防御する観点で、改めて還元力の重要性を整理してみることにします。

ホモシステイン酸と認知症の関係のとらえ方は、この問題を明らかにした長谷川亨氏のとらえ方を主にします（以下のことは、小冊子『世界が注目する長谷川亨理論』長谷川研究所株式会社を参考にし、一部を引用します）。

まずこれまでのアルツハイマー型認知症は、①脳神経細胞にアミロイドβたんぱくという異常たんぱくが蓄積し、②それにタウたんぱく質も蓄積して、脳神経細胞死を引き起こすとしたものです（この状況を神経原線維変化と呼んでいます）。つまりアルツハイマー病は、アミロイドβ

たんぱくと、リン酸化タウたんぱくの両者が、増えた状態をいいます。それらによって認知機能障害を起こしているからです。

ところが問題は、アミロイドβたんぱくやリン酸化タウたんぱくが蓄積する前から、脳内海馬の神経再生現象が阻害されていることが、明らかになってきました。ということは、上記の①や②の蓄積前に、すでに異常が生じていることを意味します。

そこで、A．健康な人（健常者）と軽度認知機能障害者の比較、およびB．軽度認知機能障害者とアルツハイマー認知症の比較、をしてみました。その結果、A．には、ホモシステイン酸がある人が92％いました（またリン酸化タウのある人は54％）。またB．には、ホモシステイン酸のある人53％いて、リン酸化タウたんぱくのある人が93％いました。ということは、認知症患者の多くの血中に、ホモシステイン酸とリン酸化タウたんぱくが生じていました。

この一方のホモシステイン酸というのは、極悪の悪玉アミノ酸です。また他方のリン酸化タウたんぱくというのは、神経変性疾患物質で、症状悪化によって生じるものです（認知症患者の血中には、この両者があります）。したがって、アルツハイマー病の原因物質は、ホモシステイン酸とリン酸化タウたんぱくである、ととらえられました（ホモシステイン酸は神経毒であり、脳にダメージを与えて、認知症を発症させてきます）。

ここで問題すべきことは、ホモシステイン（悪玉アミノ酸）の超酸化によって生じていることです。そのホモシステインは、心筋梗塞などのリスクを増すことで知られ

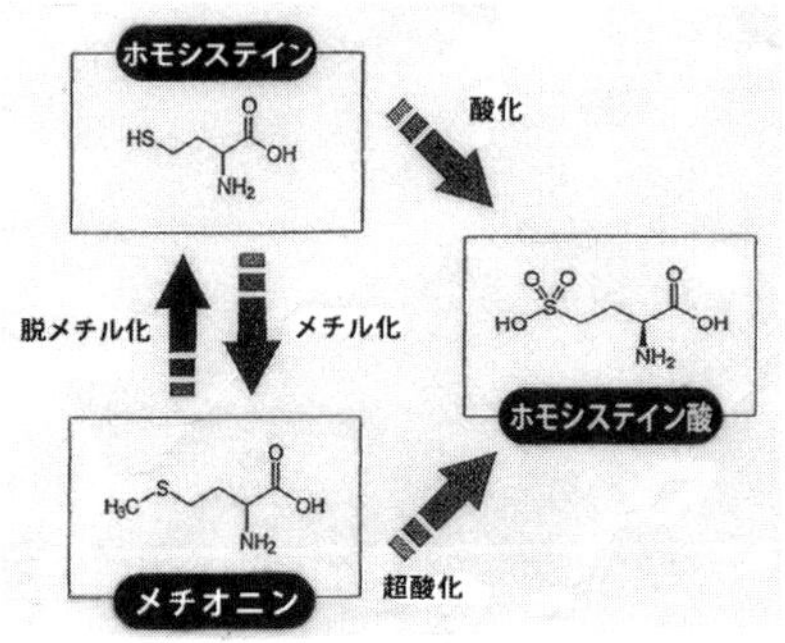

①卵や肉にあるメチオニンは超酸化により、ホモシステイン酸づくりに作用して、認知症を促進する
②水素のある食の摂取は還元力により、ホモシステイン酸をホモシステインに戻し、認知症を予防する

A. ホモシステインは、悪玉アミノ駿で認知症リスク２倍に
B. ホモシステイン酸は、神経毒で、認知症を発病させる

図 4-2　メチオニンによるホモシステイン酸への変化
出典：資料「世界が注目する長谷川亨理論」長谷川研究所

ていますが、認知機能障害に関係していることは、ほとんど問題にされてきませんでした。しかも課題にすべきことは、ホモシステインからホモシステイン酸（極悪悪玉アミノ酸（＝神経毒））への変化が何によって生じるかです。

そのことで明らかになったことは、必須アミノ酸の1つ「メチオニン」による超酸化によって、ホモシステイン酸に変化することです（図4－2を参照）。そうしたことがあるので、メチオニンなどの必須アミノ酸は、少な目に摂ることが、健康上きわめて重要です。

メチオニンは、動物食の卵や肉類に多く含まれています。しかもホモシステインからホモシステイン酸への変化は、老化、ストレス、炎症などによる酸化を促す対応からも生じます。だからホモシステイン酸を生まなくするには、①卵や肉の摂取を減らすこと、②ストレスや炎症を避ける対応すること、③タバコやコーヒーを少なくすること、④抗酸化酵素に作用する未精製物や全粒穀物を摂取すること、などです。

なお動物性たんぱく質に多く含まれているメチオニンは、「がんを引き起こす」ことも、アメリカのキャンベルによって明らかにされています。

またホモシステイン酸の元となるホモシステインを減少させるには、A．ビタミンB12（これみそにある）や葉酸（これブロッコリーやキャベツにある）のある食を摂ることです。

そして、これらのことの大切な方策として、こうしたことの全体解明を行った長谷川氏は、水素を中心とするサプリメントを開発し、商品名「ハセトール」の摂取を勧めています。そのサプリメントの成分や作用は、A．水素の還元力を活用してホモシステイン酸をホモシステインに戻す、B．ホモシステイン酸が脳内に侵入するのを防ぐフェルラ酸摂れる、C．血行をよくして脳神経の働きをよくしてくれるナイアシンが組み入れている、などです。

それからこうした成分から成るサプリメントの摂取は、記憶、ストレス、睡眠、元気、抗酸化などをサポートもしてくれるとしています。特に水素が作用して、エネルギーをつくり、活力も取り戻してくれるとしています。活力を高めて元気な日々を過ごすことは、認知症の防御にも作用してくれます。それゆえに、このサプリメントの持つ意味は、少なくないと思います。現にこのサプリメントの投与前と投与後の比較では、血中ホモシステイン酸が投与後に、３割～６割減少しているからです（個人によって異なる）。

それに、①糖尿病になると認知症が約２倍になる、②高血圧になると中・老年の認知症が2.5倍～10倍になる、③肥満になると認知症が３倍～５倍になる、という関係があるので、サプリメントはそれらの抑制にも作用するようです。

私は、水素やフェルラ酸などから成るサプリメントの効果を認めつつ、同時にまた、食で改善する行動も重要と考えます。その第1は、1960年ごろまで認知症が、グーッと少なかった（その当時は痴呆と呼んでいた）。それは、当時肉や卵の摂取量が少なく、メチオニンを多く摂っていないことが関係していたとみられます。第2に、当時還元力を高める野菜類を、いまより多く摂取していたことが考えられます。第3に、フェルラ酸は玄米、大麦、雑穀、トーモロコシに多く、それらの摂取で認知症を少なくしていたことも考えられます（つまりフェルラ酸は、ホモシステイン酸が脳細胞に侵入するのを防いでくれていた）。第4に、ナイアシンは自然のキノコ類や山菜などから、かなり摂取していたととらえられます（私は子供のころ田舎で過ごしたので、この状況がよくわかります）。それは、いまの西欧的な食でなく、日本的な食を摂ってでした。第5は、化学合成物質（肥料、農薬、除草剤、添加物）の少ない・あるいはない食が主だったので、還元力を高めて認知症を多くしてこなかったことが考えられます。

しかも、上記第2の還元力を高める野菜は、水素が多いものの摂取です。それらは、ニンジン、ホウレンソウ、キャベツ、セロリ（これらの4品目はPH10）、レタス（PH9）、トマト（PH8）、などです。これらは、PHが高いアルカリ性食です。つまり、還元力の高い食は、アルカリ性食とかなり重なります。それにPH9のブドウにも還元力を高めてくれる水素があります（当時田舎には山ブドウもあった）。ということは、こうした野菜や果物を日常的に摂っていると、還元力とアルカリ性を高めて、認知症の防止に作用していたことが、十分考えられます。

また上記第３のポリフェノールの一種であるフェルラ酸は、玄米や大麦（あるいはトウモロコシ）を摂取すると、容易に得られます。しかも、玄米に小豆や小粒黒大豆などを入れることは（あるいは以前からあった白米に大麦を混ぜることは）、美味しく・食べやすくなります。それらで持って、フェルラ酸が十分得られていました（当時はそういう食べ方をして、認知症を阻止していたと思われます）。

だから、上記の内容のサプリメントを肯定的にとらえつつも、中・長期の視点からは、①これまでの「日本的な食」を見直して摂取をする、②自然栽培や有機栽培ものを導入する、③食品添加物の少ない食を摂取する、などのことは、還元力を高めます。私たちはいま酸化を促進する食を日常摂って体全体の酸化を進めて、脳に悪い作用をさせ、認知症の生みに影響を与えているともみられるからです。

それから現代小麦は、グルテンが多くなっていて、体にいろいろな炎症を起こさせてくるので、それも認知症につながってきます。パンの摂取は、糖尿病や高血糖を促進して、認知症に作用することを知って下さい。またから揚げの油でも認知症を生むので、揚げ物特に肉をグーッと減らすことが大事です。体の還元力を高める日常の食摂取行動の見直し対応は、認知症を防止してくれるととらえられます。それは、アルカリ性体質の形成とも重なり、認知症にならない体にさせてきます。それゆえ、認知症防止には、還元力のある植物食の摂取が大事です。加えて最近、がんと認知症の両方になる人が増えていますが、これを防ぐにも、アルカリ体質にすることです。

〔追〕1998年~2021年の間に開発された認知症の薬は202ですが、臨床試験(人での検討)に進んだのは4つだけです(4勝198敗)。それも症状を一時的緩和する対症療法薬だけです。このことを考えれば、食のあり方からの予防を本格的に検討する時期と考えます。

5. フレイル食は小自然に反する食

―人の腸内細菌叢は動物食をうまく利用できない―

自然には、大自然と小自然があります。一方の大自然は、気候、大海、山岳、広い平地などであり、人間の力が全くおよびません。他方の小自然は、植物の根と土壌細菌の関係や、人間の体内における腸内細菌叢の仕組みなどです。大切なことは、これらの大自然・小自然を、人が操作することができず、自然であることを理解して、活用することです。したがって、人間は自身の小自然(腸内細菌叢)を知り、上手に活用することです。それが健康につながります。逆に言うと、それを理解しない対応が、不健康を招いてきます。

ところで日本老年医学会は、高齢化に伴う心身の虚弱(フレイル)をさけるために、2014年から「フレイル食」を推進しています。その意図は、栄養不足をさけて良い食事を摂ることだとしています。フレイル（虚弱）をさけるための主な食は、肉、卵、魚、乳製品から成る動物性たんぱく質の摂取です（これに納豆も入る）。これらは、体の筋肉や血液などをつくる役割が大きいからだとしています。また1回の食事で不足する栄養は、間食で摂るようにともしています。ですが、虚弱を回避するために動物性たんぱく質を十分に摂ることは、かえって不健康を促すのではないかと、私は前から心配していました。これらのことにかかわって、栃木県大田原市では、70～75歳の人を対象に、フレイルにかかわるテーマ25の質問を送って、健康か、フレイル（虚弱）かの調査をしてきています。

その結果（分析は国際医療福祉大学の広瀬環らによる）、2017年以降、健康な人は少なくなり、2017年の62.7％から、2021年には50.7％に低下していました。そしてフレイルな人の割合は、逆に11.5％（2017年）から17.4％（2021年）に増加していました（またプレフレイルも、この間に増加しています）。これは、「日用品の買い物をしていますか」「15分続けて歩いていますか」などの質問に、「いいえ」や「はい」で答えた人の割合です。〔これは、朝日新聞2023年6月下旬の報道よる。有効な回答は5222人〕

この調査の項目には、食の視点が十分組み込まれていないようにみえるし、分析がコロナによる自粛に視点を置いているようなので、動物性たんぱく質摂取の重視との関連は十分みえません。しかし多くの市町村自治体は、この10年動物性たんぱく質の摂取を大きく指導していますので、高齢者は、それを重視した食事をしていると推察しても、大きな間違いがないように思います。

問題は、すでに話をしてきたように、動物を食べることは人体を酸性化させてきます。つまりそれは、酸性体質になることを意味します。そうなると、かえっていろんなところに不調や病気を生んできます。肉を消化するには、動物のたんぱく質を人のたんぱく質に合うように、アミノ酸構成の入れ替えをしなければならなく、そのためアミノ酸に分解する過程で、多量の尿酸が発生してしまいます。

そこでは、動物質の食を人に利用できるようにする代謝の過程で、尿酸を出てしまいます。肉食動物は、尿酸を分解する酵素ウリカーゼがあるので、尿酸を処理できます。しかし人には、それがありません。しかも人は、代謝で出た尿酸を容易に排出できません。それによって、リュウマチ、神経炎、座骨神経痛、腎炎（たんぱく尿やむくみなどを伴う病気）、あるいはさまざまな肝臓病を引き起こしてきます。ということは、肉食が人体の生理に合わず悪影響を与えてきます。

それだけではありません。人は、動物のたんぱく質が人に利用できる配列にする、アミノ酸を入れ替えする過程で、代謝副産物のメタンガス、硫化水素、インドール、ヒスタミン、ニトロソアミンなどを生成します。これらは「発がん性のある物質」です。つまり肉を少し多目に食べると、毒素（不浄化物）を生んで蓄積し、やがて発がんに結びついてきます。

さらに赤身肉（牛肉・豚肉・馬肉・羊肉）を食べていると、「N―グリコリルノイラミン酸」という物質ができ、慢性の炎症を引き起こして、がんや心臓血管疾患の原因となってきます。かつまた慢性炎症自体が、老化を促進させます。

私たちの体の腸内細菌叢は、植物食を容易に利用できるように働いてくれます。しかし、動物食の代謝（利用）には、うまく対応してくれません。だから動物食には、必須アミノ酸が全部あるからとして摂取を推進しても、人の体は動物食をうまく消化・利用してくれません。このことを理解せずに、動物性たんぱく質を食べていると、酸性体質化することも含めて、かえって病気を生んできます。人の腸内細菌叢は、植物食を代謝（利用）できるようになっているからです（これは、人間が誕生した時の食材に関係しています）。しかも酸性体質になると、いろいろな感染症も生んで、人は不健康になってきます。

動物食を多目に食べることは、こうした問題が出るという十分な理解が必要です。けれどもフレイル食の推進者は、これらのことを、全く知っていないように思われます、

これらと合わせ重要なことは、動物食には、食物繊維がありません。食物繊維を摂取することは、がんや心臓病の発症とその死亡を、少なくしてくれますが、それのない動物食は、がん・心臓病を多くし、それらの死亡率を高めてしまいます。これらは、世界12カ国を対象とした国別比較で明らかになっています（この点はすでに話した）。

それではなぜ、未精製の植物食＝食物繊維がある食が、病気を生まないのか。１つは、未精製の中の水溶性食物繊維は、有害物質を吸着して排出してくれます。２つは、食物繊維が腸内細菌たちのエサとなって、免疫力を高めてくれます。３つは、外皮などに多く含まれてフィトケミカル（植物性化学物質）は、浄化を高め、抗酸化に作用してくます。４つは、食物繊維自体が、コ

レステロールを低下させ、がんや心臓病を生みがたくしてくれます。

しかし、動物食＝動物性たんぱく質には、こうした働きをしてくれる食物繊維やフィトケミカルが、全くありません。つまり動物食は体の浄化をしてくれず、免疫力を高めず、反対に多くの病気を促進するように作用します。だから動物食は、決してフレイル（虚弱）を回避してくれません。かえってフレイルを促進します。再度言います。人の体は動物食をうまく利用するようにできていません。

動物食をフレイル食として勧めることは、それを消化・吸収できる腸内細菌叢になっていないので、かえって不健康を促してきます。いまの栄養学も医学も、こうしたことを全く知らずに、動物食は〝低栄養を解消するのでよい〟と言っているだけです。しかし人間は、植物食を摂取することで、フィトケミカルも、アミノ酸も、食物繊維も得られて、それらの活用で、抗酸化力の向上・たんぱく質のつくり・免疫力の向上、さらに浄化力を高めるなどをしてくれます。これらによって、健康が維持されます。そうであるから、人間の腸内細菌叢は、植物食に対応するようにできていることを十分知って下さい。それが人間の小自然です。

そして大切なのは、人の体に沿っていない食材は、体が上手に受け入れてくれないことです。それに動物食を摂った酸性化の下では、体を不浄化にしてしまいます。このことは、動物食が〝人間の小自然に沿っていない〟ことを意味します。これは人間がいくら操作しても、変えることができません。この体の中の小自然を理解した対応をしないと、人間は不調を招き、不健康を促進し、病気の生みをもたらすだけです。

ましてや人間は、アルカリ性体質の下で健康を維持する動物です。そうなので、動物食の摂取による酸性体質は、A．循環器疾患、心疾患、糖尿病、骨粗しょう症の生み、B．インフルエンザ、多くのウイルス（コロナも）、がんの生み、C．虫歯、歯周病の増加、D．さらに認知症、慢性腎臓病などを、もたらしてきます。つまり人は、アルカリ性体質の動物だということを、理解しない食対応・動物食の推進は、そうなってきます。栄養学で勧めているバランスのある食は、不健康を促すだけです。

それというのも私は、バランスのとれた食を摂っていて（その食は約20年間摂っていた）、常に不健康でした。逆に植物食・特にその「生」を重視した食にしてから（これはアルカリ性に近い食です）、健康になりました。

いまの「フレイル食」は、人間の体の小自然（腸内細菌叢の活動）を踏まえない食なので、不健康・病気を促進させてきます。動物食は、人間の生理に立脚したものでありません。動物食は、人の自然の法則に沿っていないので、不健康や病気を生んで、多くの人を苦しめています。

それというのも、いまの後期高齢者は、平均で１人当たり年間１２０万円の医療費・介護費を使っています（私はこれらがここ7年間ゼロです）。大事なことは、人に必要なたんぱく質は、植物が持っているアミノ酸でまかなってくれることです。どんな植物にもアミノ酸があるので、植物を食べているとアミノ酸が体に蓄えられて、必要なたんぱく質をつくってくれます。

これを知ってから、私の動物食摂取は、肉が年3～4回、卵が3週に1回程度、魚が週1回程度です。牛乳は15年以上摂っていません（でもカルシウムの不足はありません。植物食で摂れているからです）。動物食は楽しむ程度です。それなのに、虚弱になってきません。病気もしていません。体はかえって軽快です。この食対応は8年以上になります。

しかも植物食の場合は、動物のたんぱく質のように、代謝の過程で害になる副産物を生むことはありません。さらに使ったたんぱく質の約3分の2は、再利用されます。そうなので、人間の体に必要なたんぱく質源（＝アミノ酸）は、1日23gを補給してやればよいのです。それらは、全部植物からので得られます。多い必須アミノ酸（たとえばメチオニンなど）は、害になります（これが認知症の生みにもつながります）。

合わせて重要なことは、食でアルカリ性体質にすれば、不健康・不調のほとんどすべてが、後期高齢者になっても改善することです。私はこれを、自身の体を通して知りました。

食を指導する人は（厚生労働省の関係者を含む）、こうした基本的なことを知って対応して下さい。報道機関もこれらを知って、報道して下さい。医者も食から人の健康を考える姿勢を、持っていただきたいと思います。大学における医学の勉強には、食がなかったので、食を勉強していない医者は沢山いると思います。しかし人の健康を考えれば、食を勉強しないことは許されません。体を理解するには、摂取する食を理解せずに可能にしないからです。

第５部　自然の食材は体をよみがえさせる

１．人間の体に大切なものは果物

アメリカのアラン・ウォーカーが、「大昔の人間は、果物を食べて生きていた」ことを発表してから45年になります（これは１９７９年に発表）〔この点は第1部の1でも話しています〕。ウォーカーは化石化した歯の条痕を調べて、「１２００万年前の原人からホモ・エレクトスまで、例外なく果物を食べる種族であった」としています。そのことは、果物食の下で人体の構造・機能をつくってきたことを意味します。この理解・認識が最も大切です。

果物はほかのどんな食べ物より、消化するのにわずかなエネルギーしか必要としません。このことに関連して、ハーバード大学のウィリアム・カステリは、「果物の中にある驚くべき物質は、心臓病や心臓発作を起こす危険を減らす働きを持っている。その物質は血液が濃くなり過ぎず動脈を塞ぐのを防いでくれる」として、果物が体の組織の浄化に貢献してくれることを強調しています。

そのことは、果物が生命にとって重要な要素であり、エネルギーであるととらえられます。つまり果物は、ほかのどんな食べ物より、消化にわずかのエネルギーしか必要としていません。ということは、果物が体内に入った時、すべてブドウ糖の形になっており、消化・吸収・利用に要するエネルギーは、果物以外の食べ物と比較して何分の1に過ぎないということです。

このことは、果物が胃に入って消化されずに、通過することを意味します。なぜなら、果物はあらかじめ、体に利用できる形になっている食べ物だからです。したがって果物は、胃にとどまる時間が大変短い。ほとんどの果物は、胃での通過が20～30分程度です。これは人類が何百万年も果物を主に食べてきたので、果物を消化してエネルギーをつくる体になっているからです。そのことは、現代の人類の体においても、変わっていないのです。それゆえに、現代の私たちはこのことを知り、理解した食の摂取が大変重要です（以上のことは、ハーヴィー・ダイアモンド、マリリン・ダイアモンド著『フィット・フォー・ライフ』グスコール出版、2006年、松田麻美子訳を参考にしました。なおこれ以降も少々同著を参考にします）。

そうではあるが、果物の摂取にあたっては、つぎの3点の対応が大変重要です。①ほかのどんな食べ物と一緒に食べないこと、②ほかのものを食べた直後に食べないこと（デザートで食べない）、③果物を食べる時は、胃の中を空の状態で食べること、です。

では、ほかのものを食べた後に、なぜ果物を食べていけないのか。

たとえば、昼食にサンドウィッチを食べたとします。そして食後のデザートにメロンを食べたとします。メロンはすぐに胃を通過して、腸に行こうとします（メロンは胃での消化が必要としないから）。しかし前に食べたサンドウィッチが胃の前の方にあるので、メロンの胃の通過を容易にしません。

ということは、メロンは胃で停滞している間に、食べた物の全部が発酵し酸（酸性化）へと変わります（それは、折角のアルカリ性の果物が、大きく酸性化に傾くことを意味します）。しかも果物が、胃の中にある食べ物や消化液と接触することで、食べ物が腐りはじめます。つまり、胃から腸にただちに行くはずの果物が、ほかの食べ物によって、腸にすぐにいけないことで、こうなってしまいます。したがって、果物に秘められた本当の価値を実感するには、胃が空になった状態の時に食べるのが、一番よいということです。空腹時に摂取することの強調は、ここにあります。

ここでもう1つ重要なことは、かんきつ類やパイナップルは、植物学上「酸性果物」に入ります。しかし、一端体内に入ると、すべてアルカリ性になります。しかも果物は（野菜も同様に）、体内の組織でつくられた酸を中和する対応をします

ただし、毒（不浄化物など）を発生させ、酸性化させてしまう要因には、つぎのことがらもあります

A．食べ物の組み合わせが不適切だったとき（最初に炭水化物とたんぱく質を多目に食べた）

B. 水分を多く含む食べ物（これは食材そのものにある水分）の量が不十分であるとき
C. 果物や野菜以外の食品（これらを凝縮食品といっている）を多く摂ったとき
D. 食品添加物を摂取したとき
E. 汚染した水や大気を摂取したとき
F. ストレスを感じたとき
これらのことから、果物はデリケートな食品であることを知って下さい。
他方、体の組織が有害な酸性に傾いていると、「腹が張る」「体重が増える」「若白髪」「若ハゲ」「若シワ」「イライラ」などの症状も出てきます。また「腫瘍」などは、組織の中の腐食性の酸が原因で生じてきますが、果物の正しい摂取は、組織内の酸を中和して、正常に回復させてくれます。ということは、人間の食の基本的食べ物が果物であり（これはアルカリ性が大きい）、果物の摂取が酸性になるのを留めて、中和させてくれることを意味します。したがって、日常的に正しい果物の摂取がきわめて大事です。逆に言うと、人間の体は、果物の摂取をしていると、適正な体にしてくれます。
〔私は知人から、私が送った食の資料をみて、〝果物を多目に摂ったら、便秘が解消した〟という手紙を2022年夏にもらいました。果物にはこうした効果もあります〕
これらのことは、果物を正しく食べていれば、人としての美しさ、長寿、健康、エネルギーの増、さらには正常な体重を確保し、体における幸福をもたらしてくれます。「自然の食材」の持つ機能・効果を知った食の摂取が、人間を幸福にしてくれます。

ただし日本では、果物の栽培に多くに化学合成物質（肥料、農薬、除草剤）を使っています。それによって、果物が酸性方向に傾いているし、いろいろな栄養素の低下もしているので、できるだけそれの使用の少ない（またはない）果物の摂取が大事です。

果物は健康を保つ上で必要なものですので、ほかのどんなものより完璧な形で摂ることが大切です。果物は体の浄化に作用する水分を豊かに含んでいるし、体の中の有毒な老廃物を残さないし、消化のためのエネルギーをほとんど必要としません。つまり、「果物は、私たちの生命に必要な条件を満たしてくれる最も完璧な食べ物」です。

人間の体が必要とする食べ物は、ブドウ糖90％、アミノ酸3～5％、ミネラル類3～4％、脂肪酸1％、それにビタミン1％以下とされていますが、この割合で体が必要とする理想的な食べ物は、果物だということです。このことは、この項の最初にふれたアラン・ウォーカーの「人間は何百万年も果物食であった」ことを裏付けしています。今日文明発達の影響もあって、消化する機能や構造にふさわしくないものを食べていますが（たとえば多い肉類の摂取など）、それは適切でなく、生命に必要な栄養素を効率的に食べることが重要です。

果物の正しい食べ方は、つぎの2つです。

A．新鮮な果物を食べる

果物を加工処理したり、熱を加えたりすると、体に全く役にたたずになり、むしろ有害になってきます。体は、天然状態のままの果物しか利用できません（人間の体の形成は、この状態でなされました）。熱を加えたジュースも（＝市販のジュース）、缶詰の果物も、有害物質です。果物を加熱すれば、浄化に必要な栄養素を与えてくれないし、熱で酸性物質になり、臓器の内膜に傷をつける可能性があります。加熱は栄養価を破壊します。

果物を摂ると体を冷やし、トイレを近くすると言われていますが、それは果物に含まれる水分が、体の老廃物を洗い流す作業を活発にさせるためです。あるいはトイレが近いことは、化学合成物質（化学肥料、農薬、除草剤）を使った果物にもあります（これらは酸性化もしているため）。さらに冷蔵庫で冷え冷えになった果物の摂取でも、そうなることがあります。果物は常温にして食べることです。それから、市販のジュースより（あるいは氷を入れたスムージにするより）、そのまま丸ごとの方が最も良い。

前にも少し話したことです。明治時代の日清戦争・日露戦争で、戦わず脚気で亡くなった兵士が、陸軍３２０００人もいたのに、海軍３人でした。この両者を分けたものは、脚気の原因を、陸軍軍医の森鴎外は細菌とみていたのに対し、海軍軍医の高木兼寛は食とみて、麦飯を取り入れました。しかし森鴎外は細菌説にこだわり、白米を多く食べさせ、非劇につながりました。脚気の原因がビタミンB1不足であることが分かったのは、昭和に入ってからです（白米にするとビタミンB1がなくなる）。

その鴎外は、果物も生で食べなかったという（彼の長女森茉莉の著書から）。鴎外はなんでも熱を加えて食べていたという。細菌は、熱に弱いからそうしたようですが、その結果、兵食の改善はされず、3万人余の兵の命を脚気で失いました。これは戦わずに、です。食を知らないことは、こういう悲劇を生みました。けれど果たしていまの栄養士・医師たちは、食を十分知っているでしょうか……!?　コロナと食の関係を知っているでしょうか……!?　果物食は、体をアルカリ性体質にします。それゆえ果物を十分摂っていると、コロナにかからない、かかりにくくするということを、医師や栄養士は知っているでしょうか。

鴎外のことは、食と医療の関係を知らないと、大きな悲劇を生むと言うことが、いまの時代にも通じているので話しました。〔2023年流行のインフルエンザも、アルカリ性体質にしておくとかかりません（しかしそういう指導はありません）〕

B．果物は空腹時に食べること

基本は、果物以外のものを食べたら、果物を食べるのに、2時間以上待つことです。でもそれは、サラダを食べた場合です。いろいろなものを食べた場合は3時間以上待つ。肉や魚を食べた時は4時間以上の時間をおくことが大切です。

つまり果物は胃の中が空であれば、いろいろな好ましい効果を発揮してくれます。太っている人は、減量を加速してくれます。果物に含まれるカロリーは、減量のためのエネルギーにもなってくれるからです。

カロリーは、調理された状態と生のものでは、全く違います。また食べ物に熱を加えるとその生命が奪われて、体に良い作用をしてくれません。果物を胃の中で数時間置くと、腐ってきて有害な老廃物になり、体の組織を詰まらせてしまいます。

その点空腹時に食べると、そのような心配がなく、体の浄化によい効果を発揮してくれます。だから空腹状態で、果物あるいはフルーツジュース（スムージ）だけを摂ることは、有害物の排泄などもしてくれます。それによって、健康は促進されます。

2. 体が求めているのは果物と野菜の水分

人間の体の70％は、水分で構成されています。だから水分70％の食事を摂ることが、道理にかなっています。しかしこれを、コップで水道水から摂ればよいということでありません。なぜなら、私たちの体が水を必要とする重要な理由は、①「体に滋養を与えること」（潤いを与えてあげること）と、②「体の浄化を図ること」にあるからです。つまりそれらのための水は、人間の体が要求するすべての栄養素、つまりビタミン、ミネラル、アミノ酸、たんぱく質、酵素、炭水化物、脂肪酸などが、含まれている水分です。

水分を多く含んだ食べ物を食べることは、人間の体が要求しているものを含んだ、食べ物の摂取を意味します。ということは、水分を水道水から摂ればよいということでなく、人の体が求めているものを含んだものです。人間が生きていく上で必要なものは、果物や野菜でほとんどをカバーしてくれます。

「滋養」（潤い）と「浄化」（解毒）を可能にする水分は、パンや米や肉や魚や乳製品（これらは〝凝縮食品〟と呼んでいる）などからの水分では、十分可能にしてくれません。このことは第5部の1で話したことと関連し、人間は果物食で体の構造と機能が形成されたことに、大きくかかわります。つまり、上記の凝縮食品で滋養（潤いある栄養）を確保したとしても、それでもって、浄化・解毒は十分行ってくれません。それは、果物や野菜にある水分が、老廃物の浄化をしてくれることを意味します。

特にパンや肉を中心にした食の摂取は、体の浄化をしてくれず、かえって老廃物を溜め込んできます。それを続けると、紛れもなく肥満を生んで心臓病を誘発してくるし、がんの誘引にもつながってきます。果物・野菜を重視した食生活をしないと、体に老廃物や毒素をためて、病気になってきます。だから、体を内側から洗う水分の多い果物や野菜を欠くことができません。水道水やペットボトルの水は、その作用をしてくれません。飲み水は、果物や野菜の中に含まれている水分と全く違い、酵素の確保や生命を保つ要素に欠けているからです。果物や野菜の水分は、①養分を補給して、②体に役立つ物質になり、③体内の排泄に作用してくれます。私たちにとって大事なことは、体を詰まらせない食の摂取と水分の摂取です。

このようにとらえると、食事は、70％の水分を含んだ食べ物（果物や野菜）と、30％の凝縮食品（パンや肉などの食べ物（＝果物や野菜以外の食べ物））の摂取が重要です。同時に体に活気を与えてくれる食べ物は、生きている食べ物が大切です。それには、生の果物と生の野菜が大切だということです。

調理や加工をすると、果物や野菜の本来の水分が失われます（体に価値ある水でなくなります）。特に加工したものは、本来の性質が変えられた、生命のないものになっています。加工食品は、素材から特定の成分が抜かれていることも、少なくありません。美味しさを出すため、そのようなことを行っていますし、生命のない添加物を加えている場合が多い。それらの過程で、果物・野菜の本来の水分も抜かれていることも、少なくありません。だから加工した食品は、「本来の生命」と「本来の水分」が抜かれたものです。それは私たちを健康にしてくれません。

すでに第3部の1の「酵素の力」のところでみたように、ノーマン・ウォーカーは、野菜や果物が天然の状態であれば、それを構成する原子と分子が、「生命の源」と言える活力になってくれるとしていました。そこでは、人体を構成する原子と分子が、植物を構成する原子や分子とそれぞれ引き寄せ合い、作用してくれていました。それが「生」の食べ物であるからこそ・天然の食べ物の細胞であるからこそ、そうしたパワーを与えてくれます。

天然の状態の水分は、そうした力を発揮してくれるということです。加熱調理することは、そうした力が失われることを意味します。そうであるから、食卓から加工食品を少なくすることが重要です。時間がある限り、野菜を自分で調理すること、かつ生で食べることが大変大切です。

マスコミの報道で、よく水分を多く摂るように言っていますが、野菜や果物を十分摂っていると、改めて水分の必要性を自覚することがありません（私は特にそうです）。多くの人の喉のかわきは、水分を奪われた食べ物（凝縮食品）を多く摂っているためです（肉やパンなどを多く摂っているとそうなります）。ということは、喉がかわく人は、野菜や果物を十分摂っていないことを意味します。喉がかわく現象は短期間ならよいのですが、長く続いている場合には、食の改善が必要です。野菜や果物の摂取が少なく（かつその「生」の摂取が少なく）、体を不浄化にしていると、やがて体の不調や病気に結びついてきます。水の摂取の基本は、あくまでも植物からの自然な水（＝「植物の蒸留水」）です。

なお食事をしながら水を飲むことは、体を衰弱させてきます。なぜなら胃の中には、食べ物を分解する消化液があり、食べ物と一緒に水を飲むと、胃の消化液が薄められてしまいます。それは、食べ物を正しく消化する作用を妨げます（消化作用を弱くします）。

以上の点を要約すれば、水分を多く含んだ野菜や果物を食べることは、体に溜まっている毒素の老廃物を洗い流すことができます。その結果、体重は増えず減少します（あるいは一定です）。水分を多く含んだ野菜や果物を食べ続けると、毒素の老廃物が蓄積されないようになります。それによって、減らした体重を再び戻してしまうことはありません。体重はほぼ1年中一定していて、変化がほとんどありません（私はこの現象が10年以上になっています）。大切なのは、体の浄化を意識し、排泄が十分にされる食の摂取です。

それから、果物や野菜の摂取で大事なことに、つぎのことを加えます。①果物や野菜の摂取は、アルカリ性体質を保持してくれます。このために「生」の摂取の心がけが重要です。それはあらゆる健康の原点になります。②果物や野菜には食物繊維があるので、それが毒素や老廃物を排出し、病気にかかりにくくしてくれます。③果物や野菜にはフィトケミカルがあるので、抗酸化作用をして（酸素と化合するのを避けて）、体の健康を保ってくれます。凝縮食品が多くなると、これらのことはしてくれません。

これらの点、未精製の食材（たとえば玄米）などにも、こうした作用があります。けれども玄米のPHは6です。かつ多くの穀物もPH6で酸性です。特に小麦はPH4と酸性が強く、常に摂っていると病気をもたらす食の代表になってしまいます。こうしたことから、穀物の摂取には、野菜を組み合わせて十分摂ることが重要です。それがあなたを健康にしてくれます。小麦の摂取は極力少なくして下さい。小麦粉は微細粒米粉で賄えます（この方がかえって美味しい）。

そして再度、果物や野菜の水分と成分は、互いに相乗作用し合って、人の体の正常化・健康化の促進に作用してくれることを知って下さい。私自身食の相乗作用（効果）の意味を知ったのは、75歳ころの後期高齢者に入った時でした。この食を重要視した食の摂取は、80代前半のいまも体調を良好にし、病気を招いて来ない自覚を持てます。かつまた、1つの食の全部「丸ごと」で摂ることです。これは、食が単一の成分の作用でない（いろいろな成分から成っている）ことを意味します（もっとも1つの食に他の成分を加えても、相乗作用はしてくれません（それはよそ者だからです））。

男の平均寿命はいま81.05歳ですが、私はその歳を少し過ぎたのに（ということは、男の半分はもうほぼ他界していることになる）、現在も健康そのものです。ここ7年以上医者に行っていません。人間は、果物を主とする植物食の下で体が形成され、〝アルカリ性体質の動物だ〟という理解と対応が大変重要です。その対応は誰をも健康にしてくれます。

3. 人の体に必要なのはアミノ酸
―たんぱく質の摂取を意識しないこと―

〝たんぱく質が足りないよ〟と、テレビで盛んに宣伝されたのは、昭和50年ごろだったでしょうか!!　そんな記憶が私の頭の片隅にあります。人の体に必要で大切なものは、たんぱく質だとして勧められた時代でした。だから、肉や卵や牛乳を多く摂るように言われ、多くの人たちがそれらの食摂取行動を重視しました。でもそれと合わせ、当時からいろいろながんが、増えるようになってきたことを思い出します（しかも当時は、がんになることは死につながるということで、患者本人にその告げをしないことが通例でした）。

そのたんぱく質はいまでもかなり重要視され、肉や卵や魚や牛乳の摂取が推奨されています。この背景には、「たんぱく質は重要な栄養素」というとらえ方を、してきたことがあります。そもそもたんぱく質という言葉は、ギリシャ語の「最も重要な」という意味の「プロティオス」（＝

一番大事なもの）からきています。

日本の厚生労働省においても、たんぱく質は1日男65ｇ、女50ｇを摂るように指導しています。だが本当に、それだけのたんぱく質の摂取が必要なのでしょうか‼〔２０１９年の日本人１日平均たんぱく質摂取量は71.4ｇです。１９９５年のピークの時は81.5ｇだったので、約10ｇ減っています。これには、「たんぱく質の問題」が分かってきた人が増加したためかもしれません〕

ここで問題として知っておきたいのは、たんぱく質が食べ物の中で成分構造が最も複雑で、分解と利用に複雑な栄養素であることです。一口に言いますと、体にとって利用が容易なのは果物ですが、たんぱく質は容易に利用されがたく、最も面倒です。ということは、たんぱく質の分解・消化・利用には、多量のエネルギーが必要です（果物以外の一般的な食の消化器官の通過時間は25～30時間ですが、肉や魚の通過時間はその2倍が必要です）。しかもたんぱく質を摂取すれば、その老廃物の排泄に多くのエネルギーが必要です。

もう1つ知っておきたいことは、私たちの体には、上記（男65ｇ、女50ｇ）のように言われるほどのたんぱく質が、必要としないことです。なぜなら人間のたんぱく質は、使われたたんぱく質の実に約70％が、「再利用される」からです。このため、1日約23ｇのたんぱく質を補ってやればよいのです（これは誰でもそうです）。この点は、いまの栄養学の人たちのほとんどが知っていないようです。

しかも厚労省が示している、人が必要だとしているたんぱく質60ｇ位を摂っていれば、その排泄のために、体に大きな負担をかけます。それは、体にとり大きなエネルギーの損失になります。また多く摂ったたんぱく質は、排出するために多くのエネルギーを消費するだけでなく、多く摂った分が有毒な老廃物になって蓄積され、体重を増加させてきます。それは、体調の悪化に作用させます。そうさせないためには、人の栄養素である、ビタミン、ミネラル、炭水化物、脂肪、アミノ酸、フィトケミカル、酵素、食物繊維、あるいは食材自体の水分は、皆等しく重要という理解が大切です。たんぱく質が特に重要というわけでないのです。この理解が大変重要です。

しかも動物性たんぱく質は、摂ったたんぱく質のままで利用されません。たんぱく質は食べ物に含まれているアミノ酸からつくられます。それゆえに、たんぱく質は消化され、アミノ酸に分解され、そのアミノ酸で合成されて、必要なたんぱく質になります。つまり重要なのはアミノ酸の摂取です。

そのアミノ酸は、全部の植物が持っています。人の体内では、必要な20種類のうち、11種類のアミノ酸が合成されますが、残りの9種類は植物から補給されます。この9種類は「必須アミノ酸」と言われるものです。「必須アミノ酸」は肉を食べなくても、植物から十分補給されます。

肉と魚などの動物性のたんぱく質は、摂取されると人のたんぱく質に合うように、分解されて再構成されます。たとえば、たんぱく質の1つであるヘモクロビンを、ウシとヒトでみてみますと、ウシもヒトも142のアミノ酸から成っています。この中の16のアミノ酸の配列は、ウシとヒトで異なるために、ヒトに合うように入れ替え・つなぎ直して、再構成する必要があります。そうしないと人に利用できません。

この作業で、①多くの活性酸素を生み、その除去に多くの負担をかけます。②この入れ替えの過程で出た窒素成分を除く作業で、人に害となる代謝副産物が出ます。③この副産物は「尿酸、メタンガス、硫化水素、インドール、ヒスタミン、ニトロソアミン」などです。このうち尿酸は、痛風などの原因になりますし、それ以外の副産物は、「発がん物質」となって作用します。だから肉を多く食べると（それはカロリー比率にして10％以上になると）、発がんに大きく作用してきます。

それだけでありません。このようにして分解されたアミノ酸は、壊れやすい性質があり、また調理の熱によって、アミノ酸を凝固させます。しかし熱を浴びたアミノ酸は、役立たなくなってきます。そうなると（役立たなくなると）、アミノ酸は有害なものになって体内に残り、その分体重を増すし、かつその排泄にも負担をかけ、エネルギーの消耗になります。肉を生で食べれば、この問題はなくなりますが、生の摂取は他にいろいろな問題が出てきます。その意味では、魚の寿司がよいかもしれません（もっとも、魚介類と米の組み合わせは好ましくない、という見解もあります）。

このことからすると、卵のアミノ酸も、調理（加熱）をするとアミノ酸が凝固して、体に有効に使えなくなります（２０２３年の秋に、私は生協販売のゆで卵の入ったおでんを食べたら、体がかなり不調になりました）。この意味では、卵を生で食べることが重要です。

ですが私たちに大切なのは、良質のたんぱく質でなく、〝良質のアミノ酸〟です。それには動物食でなく、植物食のアミノ酸が良質です。植物食はいろいろな代謝副産物を生まず、体への負担が少ないからです。

私はかなり前に、植物食に替えて（植物食からアミノ酸を摂る対応して）１ヵ月たたないうちに、「体が軽くなる」ことを実感しました。体に負担が少ないことが、そういう感覚になりました。食の全体に占める動物食の摂取割合が、ほんの数％になってから（つまり少なく摂ってから）、8年位になりますが、それによって、身体がおかしくなったことはありません（かえって健全になりました）。植物からのアミノ酸でもって、体は必要なたんぱく質の全部をつくってくれます。それによる体は〝軽快〟です。体は虚弱になりません。しかも歳をとっても、健康そのものです。

人間にとって、植物から引き出せないアミノ酸はありません。果物、野菜、種子類（穀物類）、ナッツ類などを食べていれば、必要なアミノ酸が補給されて、体が必要とするたんぱく質をつくってくれます。体に取り入れなければならない9種類の「必須アミノ酸」を意識したとしても（本当は意識しなくてよい）、一般的に摂っている植物食でもって、必要なたんぱく質が全部補給されます。それはたとえば、ニンジン、キャベツ、芽キャベツ、カリフフラー、バナナ、トーモロコシ、キュウリ、ナス、ジャガイモ、サツマイモ、トマト、ゴマ、ピーナツ、豆類、オカラなどです（もちろん他の植物食でも結構です）。しかも、「植物中に含まれているアミノ酸の利用可能な量は、肉や魚などに含まれる量よりはるかに多い」ようです。

だからベジタリアンでも問題なく、健康は確保されます。私もその1人です。（最もベジタリアンの語源は、ベジタブル（野菜）でなく、ラテン語のvegitus（ベジタス）で、「精力的な人、心身ともに健康な人」を意味します）。植物食を摂っていると、このことが実感できます。

ここで重要なことは、「体は、バラエティーに富んだ食べ物が食事に含まれていると（これは植物食と理解してよい）、特定の食事に欠けているどんなアミノ酸も、自身の体の貯えからつくり出すことが可能にする」（E・S・ナセットによる）ということです。

このように言えるのも、人体は、たんぱく質を巧みにつくり出すメカニズムを備えているからです。それは、「アミノ酸プール」という貯蔵機能です。人の体は、消化し利用したたんぱく質の老廃物をリサイクルして、異なった種類のアミノ酸を集めて貯えています。それらは、血液・リンパ組織・肝臓などに貯え、アミノ酸が必要な時に引き出して、必要なたんぱく質をつくります。だからアミノ酸は、絶えず体内を循環しています。24時間いつでも、「アミノ酸プール」から容易にたんぱく質をつくることができます。

それから細胞でも、アミノ酸の貯蔵能力を備えています。つまり体の細胞のほとんどが、自らの生命を支えて行くに、必要な量（かつ必要な質）のたんぱく質を製造するために、余ったたんぱく質をアミノ酸に変えて、「アミノ酸プール」に貯えています。だから毎食から（あるいは1日の食から）、たんぱく質を摂る必要がありません。

さらに人間の体は、肉を食べるようにできていない理由として、つぎの何点かにふれておきます。

1つは、最近健康にあたって、食物繊維の重要性が強調されてきています。食物繊維の摂取は、がんや心臓病の防止に有効ですが、便秘や痔の予防にも重要です。食物繊維は、植物食に含まれていますが、動物食にはほとんどありません。

私は、植物食を主にしてきたので、便秘がありません。ですが、かなり長い間痔に一定程度悩まされました（40歳過ぎから80歳まで）。ところが81歳になって、痔疾患の9割くらいがなくなりました（9割くらいが治ったという自覚です）。これは、植物中心のアルカリ性体質にしたことが、かなり大きく作用したように思います。

日本人の痔の患者は、約3000万人で、人口の26~28%です。動物食中心で食物繊維が少なく、酸性体質にしていることが、このような実態を生んでいるように思えています。その改善には、植物食にしてアルカリ性体質にすることで、痔のかなりを解決してくれるように思います。〔これは体験からの感想です〕

2つは、肉は多くの飽和脂肪酸を含んでいます。これが心臓病を引き起こします。だから良質なアミノ酸の摂取を意識しながら、植物からの不飽和脂肪酸を主にすると、この問題がかなり減少すると考えます。ちなみに、人間の唾液は本来アルカリ性ですが、動物食主の人のほとんどが酸性の唾液になっていると思います。そのことは、飽和脂肪酸摂取が多いことも意味します。しかもこれは、第1部の8で話したことからも言えます。つまり動物食主の酸性体質は、多くの病気の元になります。

3つは、肉食動物の腸の長さは、胴体の約3倍で、食べ物のカスが容易に（急速に）排出できるようにつくられています。しかし人間の腸の長さは、胴体の12倍もあり、すべての栄養を抽出するまで、食べ物を溜めています。それによって、体内の食べ物残りの腐敗を高めてしまいます。これは体に大きな負担をかけます。これも病気につながります。

4つは、すでに話したように、肉食動物の肝臓は、多くの尿酸を排泄できます。しかし人間の尿酸排出は、ごく少量です。尿酸を排泄できないことが、多くの病気を生んでいます。これは、人間が尿酸を分解する酵素ウリカーゼを持っていないことに、大きく関係しています。人間は果物食主の下で、体の機能が形成されてことにあるように思います。

5つは、肉食動物の尿は酸性です。人間の尿は本来アルカリ性ですが、いまの人は肉を多く食べているために、酸性になっている人を多くしています。人間の体の酸性化は、尿酸が関節に溜まって、強い痛みを引き起こす痛風やいろいろな関節痛、あるいは糖尿病を生む1つの要因にもなります。多くの関節痛は、そもそも肉食にあることを知って下さい。対策は肉の摂取を大きく減らすことです。植物食主は痛風・関節痛を生みません。

新聞広告に多くある関節痛・神経痛の要因と対策は、高齢化に伴って生じる、①疲れを取る栄養の補給、②血行の促進、③神経に働きかけて痛み緩和、④筋肉疲労の解消、などが大切とした、ビタミン剤を主にしたサプリメントの勧めに、惑わされないで下さい。

再度申しますが、人の体のたんぱく質に必要なのは、アミノ酸です。それは植物食を食べていると、それからのアミノ酸で、必要なたんぱく質を容易につくってくれます。それが体の負担にならず、健康体を維持します。しかし動物食からのたんぱく質の確保は、体にいろいろは負担をかけ、それによるエネルギーを多く使い、老廃物の蓄積によって体重増になり、やがて種々の病気を生みます。

動物食からのたんぱく質源の確保は、人間の体にとり自然的対応でありません。動物食は人間の体に不自然な食です。そうなので、動物食は楽しむ程度にして下さい。人間はそもそも植物食中心のアルカリ性体質の動物であり（動物食は適しない）、植物食対応が健全な体にして、健康長寿をもたらします。残念ながら、いまの厚生労働省の食指導は、間違っていると言わざるをえません。それが高齢化するほど、多くの病気を生み、多くの医療費と多くの介護費を「食べてしまっています」。それゆえ、適切な食摂取の指導がさけて通れません。体のよみがえりは、そうしたことがあってなされます。〔ここは、前に示した『フィット・フォー・ライフ』を一部参考にした〕

４．介護を生まない自然的な食材
―植物性中心の「アルカリ性食品」が大事―

２０２３年の夏に厚生労働省は、懸案となっている介護保険料の引き上げ審議を再開しました。

2022年の国の介護費用は、13兆8千億円になっており、それが2025年15兆円、2040年には26兆円になる見込みなので、それをどう負担するかの審議です。同時に介護される人が増えるので、介護職員の増加とその処遇改善も課題にされています。〔このほかに、自宅で介護をしている人が約850万人とも！（しかも小6で介護の担いが15人に1人もいる）〕

しかしこれは、介護者が増加で推移することを前提にしています。したがって、介護される人を生まない、あるいは少なくするにはどうするか、という発想や姿勢が全くないように見受けられます。だがことの本質は、高齢化してもみんなが元気であれば（健康であれば）、介護されることが含まれていない。介護費用もかかって来ない。けれども、何を審議するかの新聞報道には、そうした人を生まず、介護費用もかかって来ない。〔このことは、以前健康保険料の引き上げの時もそうでした。〝高齢化すると病気になるもの〟というとらえ方をしていました。〝介護保険料も・介護する人が増える〟という前提に立った審議になっています〕

私は、先般インターネットである話題を話していたら、35歳の女性が、〝人は80歳になるとみんな病気になる〟ととらえていました（確かに老衰の死亡が少なく、国民の8割以上は病気で死んでいます）。その方に、私は「80代に入っても元気です」と話したら、「そんな人がいるんですか……。信じられない」と言われました。

つまり、いまの日本のほとんどの人は、〝歳をとると病気になるのがあたり前〟とみています。確かに厚生労働省が進めている〝バランスある食〟の摂取を続けていると、そうなってきます（病気になってきます）。これは私も経験したから言えます。だが人本来の体質を知った食の摂取は、高齢化しても病気にならず、介護も必要としてきません。この項では、そうした食の大切な若干を話してみます。

人間は、腸内細菌たちと一緒に生きています。腸内細菌のエサは、食物繊維が主ですが、糖質も必要です。良い腸内細菌たちにはそうです。しかし糖質を少なくして、肉や油脂ほとんどの食生活をしていると、悪い腸内細菌たちが増えます。それは体調を崩し、病気の引き金になってきます。ということは、肉や油脂などが、人間の体にとって自然な食でないことを意味します。〔日本の菜食主義者は4％で、ドイツ12％、台湾14％、インド28％と比べても、特に少ない〕

また高齢者は、〝肉などのたんぱく質を摂るように〟と言われています。だが高齢者が虚弱になるのは、たんぱく質の不足でありません。人の筋肉の落ちは、エネルギーの不足にあり、それを筋肉の分解で得る（補う）ためのようです。だから、玄米など良質（未精製なもの）な糖質の摂取が大事です。それによって、エネルギーは確保されます。

私は肉を食べるのは年に数回です。また卵は3～4週に1回程度、魚は週1回程度です。肉を多く摂ると、窒素成分を除く作業で、代謝副産物の尿素、メタンガス、硫化水素、インドール、ニトロソアミンなどが増えて、がんや心臓病の生みに作用を与えてきます。それに悪い腸内細菌のつくる毒素で腸壁に傷をつけ、「腸もれ」（リーキーガット）にも作用してきます。肉などの動物食は、介護（虚弱）を生む食材になってきます。

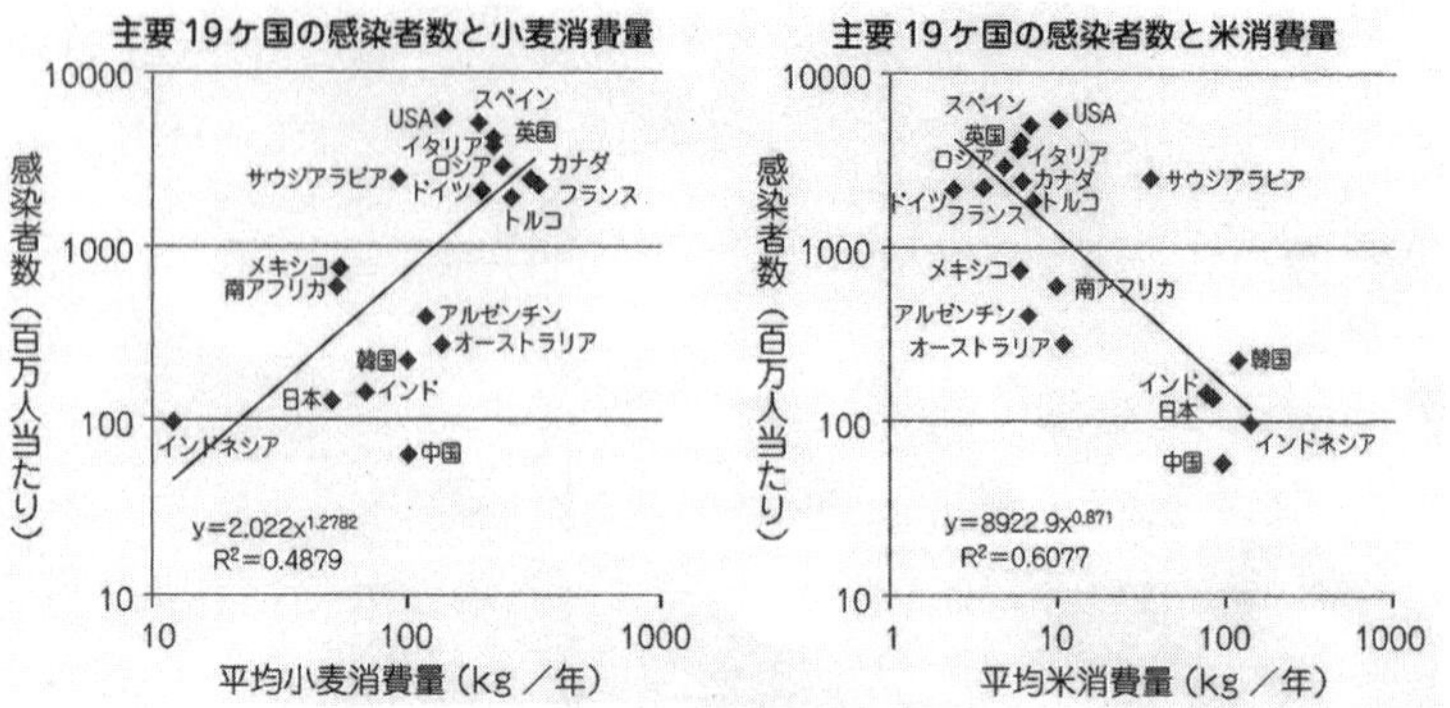

図 5-1　小麦と米の消費量とコロナ感染者数
出典：Iimuma, Watanabe, 2021 .2
資料：渡辺昌「糖尿病から『一病患災』の知恵を知る」『うみのせい』、2022 夏

それに、米および小麦の消費量と新型コロナウイルスの罹患率の関係が、明らかになっています。図5－1のように、主要19カ国を対象にしたコロナの感染者数は、米と小麦で明らかな違いを生んでいます。つまり、小麦の消費量が多いと、コロナ感染数が多く、米の消費が多いと、コロナ感染数が少ない。このことは、①小麦は米より酸性度合が強く、コロナに感染しやすいこと、②小麦は炎症を起こしやすい食品であること（いまの小麦は特に）、③米を食べていると腸内細菌が、全身の免疫を良い方向にコントロールしてくれるからです。これは、オミクロン株においても変わらいようです。その点、小麦は免疫を悪い方向にさせてしまうととらえられます。〔これらのことがらの一部は、渡辺昌「糖尿病から『一病息災』の知恵を得る！」『うみのせい』海の精クラブ、２０２２年夏を参考にした〕

最もこれは、A．小麦と一緒に食べる食材と、B．米と一緒に食べる食材にも、関係していると私はみて

います。なぜなら、パンなど小麦を食べるには、動物性の食品（肉、卵、牛乳など）が多くなりがちで、酸性体質を促して、免疫力の低下に通じているからです。他方、ご飯など米を食べるには、植物性の食品（野菜・豆類、みそ汁など）が多くなりがちで、アルカリ性体質を促して、免疫力の向上に通じているからです。そしてこれらは、米（ご飯）とそれに関連する食材は、病気を少なくしているととらえられますが、小麦（パン）とそれに関連する食材は、病気を多くしているととらえられるからです。食材がコロナの感染者数を左右しているということは、大変重要な指摘です。これらの違いが、病気の多少に関係し、かつ介護の多い・少ないにも通じてきます。

他方、いまの野菜のほとんどがＦ１種（一代雑種）で、化学的に操作された一代交配です。けれどもこれは、それで収穫した作物から種を採れません。つまりＦ１種は、次の世代に命をつなげる仕組みになっていません。ということは、一代雑種の野菜の種は、次世代につなぐ命を制約します。それは「生命の源」にならず、病気の生み・介護の増加にも関係しています（いまの野菜類のほとんどは一代雑種です）。

こうしたことは、水耕栽培でつくられる野菜にも、それなりに言えます。土を使わずに（土の微生物が関係せずに）、溶液でコントロールされた（化学物質による栽培）ものは、人の生命力に十分作用してくれず、体を冷やし、命の推進に欠けた食べ物になってしまいます。こうしたものをいつも摂取していると、人間の体が弱くなって、病気を促進し、やがて介護の増加にもつながってきます。〔それから、介護施設の食対応において、「体の不調や不健康を少なくする食（改

善する食〉」の視点は、〈入っていないようだ〉

命をいただくことは、生命力の持った食を摂ることです。それがエネルギーにもなります。野菜に化学的な肥料や農薬を使ったものより、それらが少ない有機栽培ものが、生命力を高くするし、さらに有機栽培より自然栽培ものが、より一層生命力が大きい。私は有機栽培だけでなく、自然栽培を重視した食材を摂るようになってから、病気がなくなり、介護につながる意識をもたなくなりました。「人は自然に近づくほど、病気は遠ざかります」。それゆえ、多くのみなさんにも、これらをかみしめた食摂取行動を望みます。

このようにとらえると、健康の話は、土を知って対応できる農業者が重要です。医者は、弱まった生命をなんとか保持する対応をしているに過ぎません。ですが、耕作放棄地になり、長く使わらずにきた草ぼうぼうの農地は、微生物が多いので、途方もなく元気な土地です。草はその根により土の微生物たちに栄養を与え、枯れるとそれを虫や微生物が食べて、微生物密度を高めます。また草は微生物によって分解されて腐葉土になり、様々な微量ミネラルをバランスよく生んで、中身のある野菜にしてくれます。それを食べる人間は、元気ハツラツになります。だから自然状態の土が大事です。自然的なものは、体を豊かにやさしくします。しかし、化学合成物質を用いたものは、体をきつくします。この積み重ねが不健康にしてきます。それはまた介護の生みに、大きく関与します。

本当の生命力のある野菜には、虫がほとんど寄り付きません。逆に不健康で元気のない野菜には、虫が好んで寄り付きます。その原因は、元気な野菜には、セルロースやフィトケミカルなどの高分子成分が多いからです。虫はその高分子成分を、消化吸収できないからです。一口に言うと、虫は窒素の多い土（化学肥料を用いた土）などに多くつきます。また虫は、未分解の堆肥にあるアンモニアガスに引きつけられてやってきます。最も彼ら（虫ら）は、その多い窒素を食べて、土に戻すことをしてくれますので、次の生命の材料になります。野菜が元気なら、虫は寄りつかないことを知って下さい。

ということは、自然栽培のものには、虫が寄りつかない。虫のつかない野菜は、エグ味がなく、後味もよく、いつでも美味しく食べられるものです（味が良い）。それが生命力を高めて、人間を健康にしてくれます。ブロッコリーなどは、収穫した時の切り口が腐ることがありますが、それは抗酸化力が弱いからです（つまりフィトケミカルなどが少ない）。健全な野菜は腐りにくく、日持ちをします。そのような野菜は、人を健康にしてくれます。それはまた病気を生まないし、介護を受けることもなくなります。だから、健康には自然的食材の摂取が大変大事です。介護を生まないためには、「生《なま》」の摂取にも配慮して下さい。

コロナの下で、コロナにかかっても重症化した人と、軽症で済んだ人の違いを生みました。コロナ生存の基本は、話してきたように、アルカリ性体質か、酸性体質かで分かれますが、収穫した農作物の土にも問題があります。土の消毒殺菌を農薬で繰り返すと、微生物（細菌）がいなくなり、最初の収穫はよくなります（これ悪い微生物もいなくなるから）。しかし、次第に虫に襲われる畑になります。そこではいろいろな微生物がいなくなり、結果として、免疫力を高めてくれない農作物になります。

それを食べても、コロナを十分防げず、重症化しやすくなります。だから、免疫力を高めてくれる中身のある農作物を食べることが大事です。病気や介護も、免疫力を高めてくれる農作物を日常的に摂っているか、否かに大きく関係します。それゆえ、自然的食材の大事さを再度強調しておきます（微生物が豊かな農地の食材が大事です）。それによる微量ミネラルのある農作物も、また大事です。

ここで農作物と言った場合、果物類が大きくかかわります。それというのも、戦後の日本の果物は、農薬や化学肥料を使うことを前提に、品種改良をしてきました。だから農薬や化学肥料を使わないと、それなりの果物ができません。しかしそれらを使うと、当然ながら栄養価は劣ります（外観は良くなりますが）。だから人の健康には、極力農薬や化学肥料を使わないか、少ないものを食べて下さい。そういうリンゴは、一部しかありませんが、かんきつ類は比較的あります。農薬・化学肥料を使わない・少ないほど、味が良くなるし、健康成分も多くなります。日本の農業生産に、健康の視点を欠いてきたことは否めません。

こうした観点からすると、野草は自然の下で力強く根を張っているので、健康や介護を生まない面からも重要です。セリは近くの湿地に沢山あるし、ヨモギはどこにもあります。さらにちょっと知ると、足下にツユクサが山ほどあります。これらは、料理を知ってくるといろいろな活用ができます。和え物やみそ汁、てんぷらなどにも活かせます。工夫してみて下さい。あなたの健康は、こうした自然の食材でも高められます（野生の梅干しというのもあります）。

日本においては、「一物全体」や「身土不二」が大切とされてきました。いまそれらが、かなり薄れていますが、健康や介護を生まない面からの価値は、大きいものです。「一物全体」は、大根なら根の白いところだけでなく、葉っぱも皮も全部使ってなるべく捨てない対応です（つまりそれらも食べる）。いやむしろ、葉や皮の方に豊かな栄養素があります。それらの全部を活用することが、あなたの健康を高めてくれます。

また「身土不二」は、人の生命は生まれ育った風土と切り離せなく、食べ物もその人の育った土地で採れたものが、一番合っているというとらえ方です。これは健康にも深く関わっています。人の体は身近な産物を食べて、生命を維持してきたので、それを大事にすることは、今日でも大きく変わりありません。しかもこれには、旬のもの・季節のものが関係しており、それらに滋養（潤いのある成分や食）がぎゅっと詰まっていて、風味もよく、栄養価も高い。

ところがいまは、遠くから特に日本の枠を超えて、海外からのものが主になっています。肉や小麦はその代表的なものです。しかも今日では、海外からの加工食品がいっぱい入っていて、多くの人はそれを沢山食べています。季節に全くかかわりない食の扱いです。いわば風土や自然と全く関係ない対応です。そうしたことは、知らず・知らずのうちに、健康を害してきます。その積み重ねは免疫力を低下させ、体の不調を日常的にし、不健康を促進してきます。自然を考えない・頭に入れない食対応は、そうなってきます。それが医療費・介護費に、とどまるところを知らないほど、増加をもたらしています。

「食が体に合わないと、病気になります」。「食が体に合っていると、病気になりません」。病気になると、家族にも社会にも、大きな負担と迷惑をかけます（費用と介護で）。あなたは食をいかにとらえるかの自覚と判断が、最も重要です。

さらにそれらにとどまらず、体力・気力・活力の低下は、いまや日本経済の低迷に大きく深刻な作用を与えてきています。しかもこれらの低下は、日本人の思考にも影響し、思考の単純化と幅・枠を狭めてきています。

こうした下での病気大国・がん大国・介護大国の生みは、自然と大きく離れた食摂取行動に起因しているとみられます。だから、それぞれが大きく自然とのかかわりを考えて、見直して下さい。どう見直すかは、話をしてきたことを含め、日本の風土に沢山あることがらの対応です。その基本は、それぞれの地域の見直し、地域を活かした食摂取行動です（それまた、健康のもたらしと介護の減少に結びついてくるからです）。生命力を高める行動は、あらゆる改善につながることを自覚して下さい。それは、５年・10年の年月の中で、多くを良い方向に変える基盤になるとみられます。食を基本におき、体も心も和ませることが、すべてに通じます。自然的食材の摂取は介護を生んできません。

5. 自然栽培農作物が美味しい理由

―「旨味」多くなって「えぐみ」ない―

自然栽培農作物は、栄養価に優れているだけでなく、野菜、果物、米のどれも美味しい。したがって、化学肥料や農薬を用いたもの（＝慣行栽培物）と比べ、自然栽培物は高く評価できます。そうであるから、自然栽培の米、大豆、あるいは麦などを原料としてつくられた、みそ、しょう油、酒などの発酵食品もまた美味しい。

ではなぜ、自然栽培物およびそれを用いた発酵食品が、美味しいのでしょう!! 人の味は、舌にある味蕾で感じます。その味は、甘味、旨味、塩味、酸味、苦味の５つがあります。甘味は、ブドウ糖や砂糖の糖質に反応して感じます。旨味は、グルタミン酸などのアミノ酸に反応して感じます。この甘味と旨味は、体がよいものとして食欲を増進します。しかし苦味は、毒のあるものに多くあり、不快な感覚を与えることもあります（だから食べないようにとも作用します）。

化学肥料を与えて育てた慣行栽培物は、自然の状態でない、富栄養的な状態の土でつくられてます。それによって、農作物は土から必要以上の窒素を吸収し、苦味的成分を促す硝酸態窒素を葉に蓄積します（硝酸態窒素は、窒素化合物の酸化によって生じます）。そこでは活発な光合成を行い、自然の条件下ではできない味覚物質をつくります。それは人の味覚に対し雑味をもたらします。その点自然栽培の農作物は、葉に硝酸態窒素を蓄積しないので、雑味がなくて、食後の

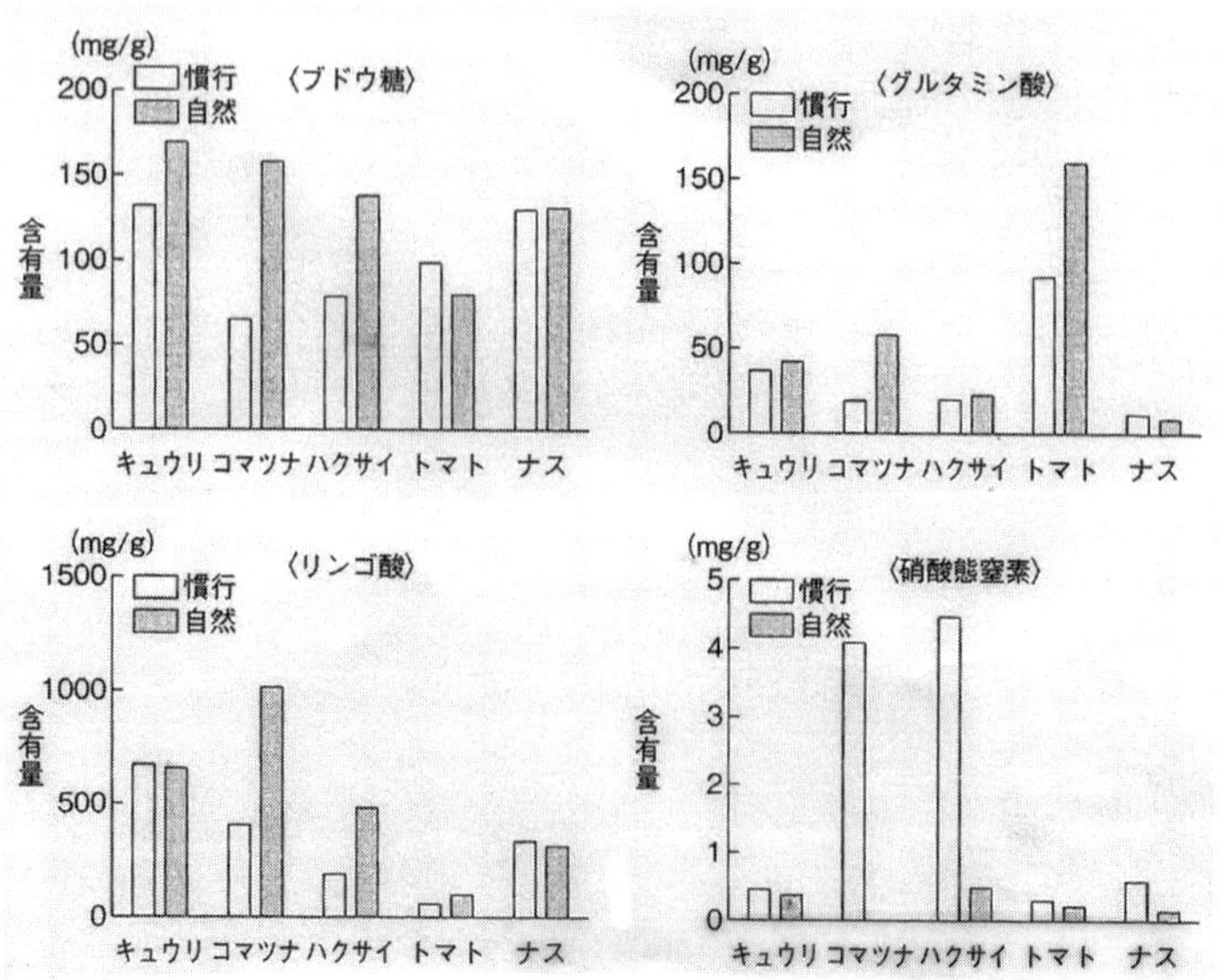

図 5-2　慣行栽培と自然栽培野菜の成分含量の比較
出典：杉山修一著『ここまでわかった自然栽培』農文協、2022 年

いやな後味も残りません。つまり、自然栽培の下では、自然の味を再現します。それによって自然栽培物が、美味しいという感覚になります。自然の味こそが重要です。〔子供は雑味（えぐみ）を嫌う食感が大きいようです〕

図5－2は、5点の野菜において、慣行栽培（化学肥料を用いたもの）と、自然栽培（化学肥料を用いないもの）を、比較したものです。これによりますと、キュウリ、コマツナ、ハクサイ、トマト、ナスにおいて、自然栽培の方がグルタミン酸（旨味成分）を多くしています（特にトマトとコマツナにおいて）。また同様に自然栽培の方が、ブドウ糖（甘味成分）を多くしています（特にキュウリ、コマツナ、ハクサイにおいて）。さらに

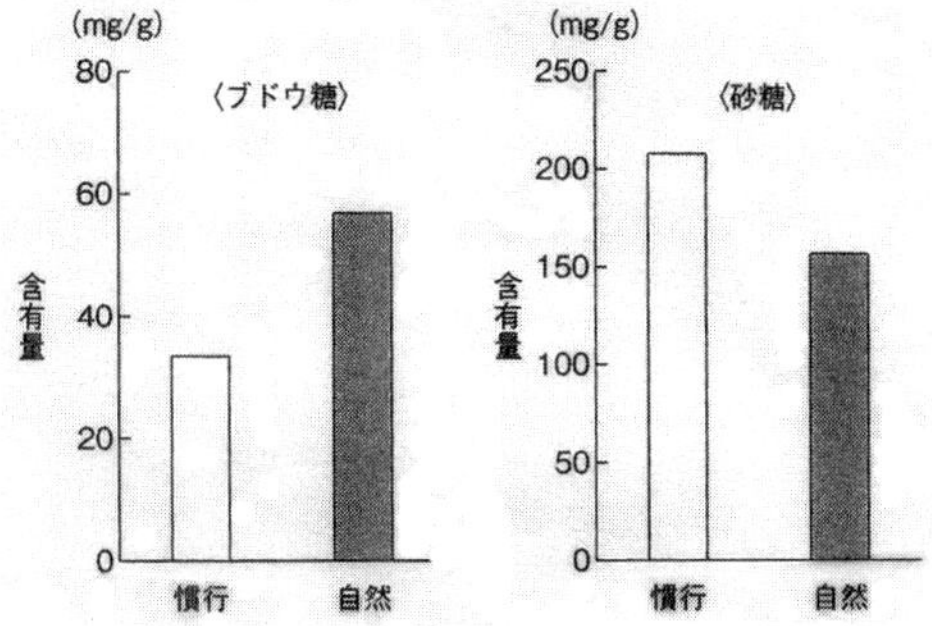

図 5-3　慣行栽培と無農薬栽溶リンゴの糖比較
出典：図 5-2 と同じ

自然栽培の方が、リンゴ酸（酸味成分）を多くしています（特にコマツナ、ハクサイにおいて）。

そして逆に慣行栽培の方が、硝酸態窒素（雑味のえぐみ成分など）を多くしています（コマツナ、ハクサイ、ナスにおいて）。

これらから、自然栽培野菜の美味しい理由が説明できます。すなわち自然栽培物は、甘味成分のブドウ糖と旨味成分のグルタミン酸の含有量が多くなり、苦味成分（えぐみなど）にかかわる硝酸態窒素が少ないことで、美味しさを生んでいます。かつ自然栽培物の美味しさは、雑味（えぐみなど）のないことが作用しています。実際食べていると、この違いがよく分かります。

他方、リンゴにおける慣行栽培と無農薬栽培の、ブドウ糖・砂糖の比較においては（図５－３）、一般的に慣行栽培のリンゴは甘味が強く（甘味の弱いものもある）、美味しさも感じますが、反面飽きやすく、１個のリンゴを丸々食べることは容易にしがいたい。それに対し自然栽培のリンゴは、甘味が薄いこともあって、飽きずに1個食べられます。ブドウ糖は、植物が蓄積する一般的な糖であり、人が昔から馴染んできた甘味成分ととらえることができます。

リンゴにおいて、自然栽培物の方が美味しさを感じますが（それは甘味が少なくても）、これは人間の進化の過程で馴染んできた味と、とらえることができます。しかも、自然の風味があり、血糖値を上げない果物は、糖尿病の抑制になります。自然の味の復元が重要です。

米の美味しさには、アミロースとたんぱく質が関係しています。A．アミロースは「食感」に関係し、B．たんぱく質は「味」に関係します。アミロースは、米を構成するでんぷんの種類です。米のでんぷんには、アミロペクチンもあります。もち米とうるち米は、アミロースとアミロペクチンの比率は異なり、もち米にアミロースは含まれず、すべてアミロペクチンです。このことはうるち米において、アミロペクチン比率が高いほど粘りが出て、美味しさを感じさせます（粘りが重要）。多くのうるち米は、アミロース含量15～20％です。

また米の味は、たんぱく質含有量が低いほど美味しくなります。これには栽培要因が大きく関係します。つまり、出穂後に深層施肥を行うと土の窒素が高くなって、米のたんぱく質含有量が増加し、食味を下げます。美味しい米をつくるには、出穂後の追肥をしないことです（だがそれにより収量は増加しない）。

自然栽培の美味しさは、たんぱく質含有量の低下にあります。しかも自然栽培は、化学肥料を与えないので、稲が倒伏しないし、イモチ病（稲の主要な病気）にかかることもありません。自然栽培米は米の収量が一定程度低くなりますが、それは価格で補うことができます。対応次第では有利になります。自然栽培で大きな問題は、除草をどうやるかです。これには工夫が必要です（以上のことがらは、杉山修一著『ここまでわかった自然栽培』農文協、２０２２年を参考にし、一部を引用しました）。

ところで日本において、慣行栽培、有機栽培、自然栽培の違いは、何によっているのかを示しておきます。それは栽培方法の違いによりますが、播種から収穫までの農作業に人間がどこまで関与するかによって、区別しています。

A．慣行栽培は、耕起から除草などのすべての作業に、化学肥料、合成農薬、除草剤を使用しています。

B．有機栽培は、化学肥料と合成農薬および除草剤は使用しませんが、公的に承認された資材と、植物性堆肥および家畜糞尿由来の完熟堆肥を使用しています。それには、質・量とも制限がありません（それによって、いろいろな有機農産物を生んできます）。このため、家畜糞尿由来の厩肥を十分発酵させず、多量に使用すると、硝酸態窒素が蓄積されるという問題（たとえば発がん作用）が生じてきます。

C．自然栽培は、有機肥料を使用しません（もちろん化学肥料や除草剤も使用しません）。機械的な耕起や除草は行います。かつ農薬散布は一切しません。

D．これに加え自然農法というのもあり（前に日本の一部の人が行っていたもの）、「無肥料・

無農薬」が栽培の目的になっていました。いまこれはほんの一部の人以外ない。自然栽培は有機栽培の発展型であり、有機認証の基準を満たすと共に、自然に一層近づけた独自な取り組みです。これには、有機のような問題（例：硝酸態窒素による発がん問題）がないし、自然に近い栽培方法で栄養的にも富んでいます。

E．最近の自然栽培は、生物の多様性を生かし生態系を拡張した「協生農法」がみられます。協生農法は前に少し話したように、①人と自然が再度接続して環境負荷を減らし、②人の営みより積極的な生態系の拡張を行って、③栄養素を豊かにした健康増進ととらえてよいように考えます。これは農地生態系のシステムを変えた、新たな自然栽培とみることができます。より自然に近い状態をつくることで、あらゆる生態を生かす取り組みともみられます。健康面からも望ましい対応です。

これらに1つ加えておきます。自然栽培農作物の美味しさを一層引き出すのは、つちかわれてきた日本の調味料類です（添加物が入っていないもの）。それは、①かつお節、コンブ、シイタケ（主に乾燥）、②みそ、しょう油、近海の塩（私は「雪塩」）、酒、酢、本みりん、③エゴマ、クルミ、ゴマ、ゴマ油、本ワサビなどです。毎日台所に立ち調理しながら、これらの活用とつくり出しに、先人の知恵のすばらしさを知るとともに、尊敬もしています。同時に食文化の大切さを感じます。

終論　人間の健康に重要な植物のアミノ酸

―「アミノ酸」をつくれるのは植物だけ―

私は、2023年7月中旬に放映されたNHKテレビを見ていて、〝はた〟と思わされる場面に出合いました。それは夜7時半からの「食費を節約で低栄養!?　値上げと健康」という番組でした。その内容は、〝食材の一連の値上げで食費を節約して低栄養になり、体を不調にする人が出ているので、それにどう対応すればよいか〟というものでした。

しかもそこでの低栄養というは、食材の値上げで肉・魚・卵などの、動物性たんぱく質を十分摂れないことで生じる不調です。このため話の本題は、少ないお金で重要な動物性たんぱく質をいかに確保するか、でした。これには、栄養大学の先生（医学を学んだ方：50歳代か）と、管理栄養士（40歳代か）が内容を紐解いて、しかじかの食材を上手く活用して下さい、ということでした。

その話で感じたことは、〝たんぱく質の摂取の強調〟です。それが不足すると虚弱になるし、体の機能にも不調をきたすからとしていました。それらの話を聞いて私は、少ないお金でなんとかたんぱく質を確保する対応が、「かえって問題を生じさせている」のではなかろうか、と思わされました。なぜなら、解説する2人の先生とNHKの担当者は、たんぱく質の確保を健康維持の基本においていたからです。しかもそのほとんどが、「動物性たんぱく質の摂取」においていました。ですが、動物性たんぱく質を摂れば摂るほど、体に大きな負担をかけます。安い食材でも、たんぱく質はたんぱく質です。特に動物性のものの摂取は、体に負担になってくるからです。

もう1つは、たんぱく質を食べることによって、それが人のたんぱく質に容易に利用できないことです。たんぱく質は、食べ物の中に含まれているアミノ酸でつくられます。動物食を利用するには、そのたんぱく質を分解して再構成が必要です。その過程で問題を生んできます。このことの理解が、話をしている方々にないように思いました。だから一般の人たちが、食材の値上がりの下で、工夫してなんとか動物性たんぱく質を賄おうとして摂ることに、不調を起こさせる要因になっているかもしれないと思いました。それというのも、人の1日のたんぱく質摂取量は60gくらいとされていますが、その必要がなくて、1日23gでよく、かつ使われたたんぱく質は体内で再利用されているので、たんぱく質を意識して摂らなければならないということが、ないからです。明治に入ったころまでの日本人は、動物性たんぱく質をほとんど摂っていなかったのに、健康でした。

したがってここでは、本文でふれたこと（第5部の3でふれたこと）を、深めながら、たんぱく質は多く摂らないことが、健康になる話をします。それというのも、80代に入った私は、動物性のたんぱく質をほとんど摂っていないのに、不調にならないし、病気を生まないし、虚弱にもならず、健康そのものだからです。逆に言うなら、たんぱく質を意識して摂っていたころが、不健康でした。この問題の本質には重要なことがありますので、そのことを多くの人に知ってもらうために、終論にこの課題を取り上げました。

ことの本質は、動物性たんぱく質を多く摂っていると、かえって不調になり、いろいろな病気を生んでくるということです。そうなので、たんぱく質を少なく摂っていると、健康でいられます。大事なことは、動物性たんぱく質を摂り過ぎないことが重要です。

というのも動物性たんぱく質は、分解・再構成・利用の過程で、体内で複雑かつ面倒な対応をします。またたんぱく質を摂取することは、多量のエネルギーが必要となるし、体の通過にも多くの時間が必要です。しかも老廃物の排泄にも、多くのエネルギーを費やします。

肝心なことは、日本で一般的に言われているほどに、人の体は多くのたんぱく質を必要としないことです。なぜなら人は、たんぱく質の老廃物の約70％を再利用しているからです。しかも人は、便・尿・皮膚あるいは発汗を通して、1日23gのたんぱく質しか失わないからです。だから、1日23gのたんぱく質を補ってやれば、体は正常に働いてくれます。日本においては、これを知らない人が多く、必要以上のたんぱく質を摂取しているのが現状です（国や県あるいは市町村の指導でも、1日60ｇくらいを摂るようにというのが実状です）。

けれども人は、必要とされる量以上のたんぱく質を摂っていると、余剰な分を排泄させるために、体に多くの負担をかけます。それが人に、体調不良を起こさせてきますし、病気の原因にもなってきます。

しかも問題は、余分なたんぱく質は体のエネルギーを奪うだけでなく、余った分が有害な老廃物となって体内に蓄積されます。蓄積された余剰分のたんぱく質は、体重増加になり、肥満を生んできます。それが体調の悪化に影響を与えてきます。だからたんぱく質は、少ない方がよいのです。

もう1つ重要なことは、人の体のたんぱく質は、たんぱく質を食べた分利用されるのでないのです。たんぱく質は、食べ物に含まれるアミノ酸からつくられます。つまり体でつくられるたんぱく質の量は、食べ物の中のアミノ酸を、どれだけ利用できるかで決まります。

そうだから、食べた肉のたんぱく質は、直接に利用できるたんぱく質にならないのです。動物性のたんぱく質は、動物のたんぱく質であって、人のたんぱく質でないのです。もっと言いますと、体は食べた時のたんぱく質の状態で、利用・吸収できないのです。たんぱく質を食べると、消化されて、その構成成分のアミノ酸に分解されます。分解されてはじめて、必要なたんぱく質を合成するためのアミノ酸になります（この過程で、人に余分なアミノ酸は排除されます）。食べ物のたんぱく質の価値は、アミノ酸にあります。つまりアミノ酸が、たんぱく質の重要な構成成分です（これを〝たんぱく質源〟といいます）。そのアミノ酸（＝たんぱく質源）は植物食に全部あります。

さらに重要なことは、人間を含む動物は、たんぱく質源となるアミノ酸を植物界から取り入れる能力がありますが、アミノ酸をつくり上げる力を持っていません。しかし植物は、空気、土、水からアミノ酸を製造できます。いうなれば、人を含む動物は、アミノ酸の製造を植物にたよっています。「アミノ酸をつくれるのは植物だけです」。つまり、動物は植物を食べて、あるいは植物を食べた動物を食べることで、アミノ酸を確保・補給しています。この理解と認識が大変大切です。

アミノ酸は植物しかつくれないことは、新しい内容でありません。それを記している世界的な著書『フィット・フォー・ライフ』（グスコー出版、松田麻美子訳）が、日本に翻訳紹介されて20年近くになります。それなのに日本の栄養学関係者たちは、代謝過程で問題のある副産物を出す動物性のたんぱく質を、いまだにアミノ酸確保に重要と位置づけた対応をしています。

草食動物は、食べた植物から引き出せないアミノ酸がありません。同様に「人間も、植物から引き出せないアミノ酸はありません」。その「動物も人間も、植物を食べることでアミノ酸を確保し、それでもってたんぱく質をつくっています」。〔肉食動物が本能的に、草食動物を選んで食べているのは、アミノ酸の確保にあるようです。肉食動物は、肉食動物からのアミノ酸確保を容易にしがたいためのようです〕

したがって私たち人間は、体内で製造できない「9種類の〝必須アミノ酸〟を、どんな植物（野菜、果物、穀物など）からでも、十分に確保・補給できます」。それは、牛や馬などの肉を食べない草食動物も同様です（彼らも草などからアミノ酸を得ています）。だから人間もたんぱく質を得るために、動物食を食べる必要がないのです。食べたい植物を摂っていれば、アミノ酸は容易に確保できます。それがたんぱく質源になります。それゆえ、たんぱく質が不足している人は、いないのです。

だから必須アミノ酸を摂るために、それが十分あるという動物の肉や卵を摂る必要がありません。私は肉や卵の動物食をほとんど食べなくなってから、8〜9年になりますが、これまで体の異変は全くありません。動物食を食べないほど、体への負担が少ないので軽快です。動物食のように分解や再構成のために、余計な負担を体にかけないからです。したがって、草食動物（例：牛など）が植物を食べて得たアミノ酸の摂取より、人が直接植物を食べた方が、豊かなアミノ酸の確保になってきます。それが体に負担をかけません（これは私自身の体験を通しても、そう言えます）。

加えて人間が、自身の体で知っておくべきことは、必要なたんぱく質の適切な量を生むために、規則正しく製造するメカニズムを備えていることです。それが「アミノ酸プール」と言われる貯蔵機能です。私たちの体は、食べて消化した（使った）たんぱく質の老廃物をリサイクルして、異なる種類のアミノ酸のすべてを集めて、貯えています。そのアミノ酸は、血液・リンパ組織・

各細胞・肝臓などから引き出して、必要なたんぱく質をつくります。血液やリンパ組織から引き出すということは、アミノ酸は絶えず体内を循環していることを意味します。その循環は24時間営業されています。

しかも体細胞のほとんどが、自らの生命を支えていくのに必要以上のたんぱく質をつくっています。ということは、「アミノ酸プール」を中心に、そうした働きをしていることを知れば、毎食において、完全なたんぱく質を摂る必要がないのです。このことが分かってくると、食材値上げで低栄養になるかもしれないとして、無理に工夫してたんぱく質を摂る必要がないのです。動物のたんぱく質を体につめこむことは、かえって栄養過多にするために、体に不調を起こしてきます（あるいは、人間のたんぱく質として利用できるように再構成のために、多くの負担をかけてきます）。テレビの話に出た人は、なんとか安い肉などを得て・食べて（少し詰め込んで）、その結果不調になったのではないかと、私はみました。

一口に言いますと、私たちの体は、バラエティに富んだ植物食を食べていれば、どんなアミノ酸も貯えてくれます。それでもって、必要なたんぱく質をつくってくれます。あなたが、アミノ酸不足＝たんぱく質源不足で不調になることは、ほとんどありません。それは私の経験からも十分言えます。

これらは、世界の長寿国の人たちの食の摂り方からも言えます。エクアドルやフンザなどの長寿国の人たちは、ごく少量のたんぱく質しか摂っていません。そうなのに長寿です。そこでは肥満とも無縁です。

植物食の中に含まれるアミノ酸の利用可能量は、肉や魚あるいは卵に含まれる量より、はるかに多いとみられています。この点を考えると、ベジタリアンは健康を保つうえで、良い対応になっていると、とらえることができます。

それに大切なことは、肉、卵、魚、牛乳などの動物食は酸性食品ですが、植物の多くはアルカリ性食品です。その植物の生を重視して摂っていれば、アルカリ性体質に沿える食になります。人間はアルカリ性体質の動物であることを知ったら、植物からのアミノ酸の摂取があなたをより健康にし、さらに長寿をもたらします。こうしたことを自覚した対応・行動をしていると、みんなが健康でいられます。医療や介護に多くのお金をかけることもなくなります。病気のない健康長寿は植物食で得られます。それによる効果ある体の変化は、数カ月から半年くらいでなされてきます。アルカリ性体質の実現は、むずかしいことがないので、あなたも取り組んでみて下さい。それによってあなたの未来は明るくなります。

これらにかかわって、2023年9月の新聞報道において、健康保険組合連合会（健保連＝大企業の会社員と家族が加入）の2022年決算は、その連合会1383のうち約4割（559組合）が赤字であったとしていました。それというのも、その中の多くの組合の高齢者医療費の拠出金の増加が、赤字要因の大きな1つをつくったからだとしていました。そのこともあって、健保連の1人当たり年間保険料は51万円余で、過去最高を更新したとしています。

これをみて思ったことは、高齢者の拠出金負担が赤字なら、その健保連の高齢家族にアルカリ性食材摂取の呼びかけを、積極的に行った方がよいと思いました。なにせ、この健保連を含む後期高齢者の年間医療費は、１人当たり95万円以上だし、これに1人当たり年間介護費約25万円を入れると、合わせて年間１２０万円になります（これらは数年前のデータによるものです）。そうであるから、これを合わせた後期高齢者の５年間の額は、約６００万円にもなります。これは大変な額です。

私は最近5年間でかかった医療費は2万円弱（ただしこれは運転免許更新に当たり、事前に目の診断を自主的に受けた費用です。病気の診断や治療費・薬代でありません）、介護費は０円です。これらの平均費用に対する割合は0.3％に過ぎません（上記の６００万円に対し）。食に気を配った対応をしていれば、誰もが健康になり医療費を生んできません（人の体は、そのようにできているからです）。また介護費とも無縁になります。〝歳をとると病気になるのは当たり前〟でないのです。私は60歳前半まで、それなりに病院に行っていましたが、食を替えてからだんだん病院に行かなくなり、70歳ごろからはほとんど行っていません。必要がなくなりました。

これは、いまの栄養学の食指導に従わなくなってからです（私は40代から60代前半まで栄養学の食指導の下で、バランスある食を摂っていました（これには動物食も入っていました）。それが不健康をもたらしたのです）。特にアルカリ性体質になる食を摂取していれば、誰もが病気にならず、医者にもかからなくなるでしょう。それにより医療費も介護費も大幅削減になります。

むずかしいことはないので、やってみて下さい。効果は大きいです。現役のみなさんの年間保険料も大幅に下がるでしょう。

改善の要点は、①アルカリ性体質になる食対応をする（植物食中心にして、動物食を減らす）、②「生」を摂る、③「丸ごと」で摂る、④小麦を減らす、⑤加工食品を減らす、⑥電子レンジ食品を減らす、⑦自然のものを重視して摂る、などです。こうしたことをやっていれば、みんな健康になり医者に行かず、介護も受けないでしょう。

なお、PH測定器でPH7にしておけば、自身の健康に自信が持ててきます。

あなたがアルカリ性体質にする健康への取り組みは、金銭の面でも介護の面でも、家族や世の中の人たちに迷惑をかけません。健康はあなたの意思と対応が最も大事です。そうであっても、周りの協力と一定の理解は大切です。

この本では、食の摂り方で健康になれる真実を明らかにしました。

追記　身体は災害にも備え十分動けるようにしておく

２０２４年の元日に、石川県の能登半島で大地震が起きました。海底の複数の活断層が１５０㎞にわたって同時に動くという、これまでの想定を大きく超えるものでした。それによって、被害が特に大きい輪島市では火災が起き、２００棟以上を焼くと共に、死亡者69名に加え（石川県全体で１２６名）、多くの安否不明者を生みました。

輪島市の安否不明者１４０名のうち（石川県全体２１０名）、70歳以上の高齢者が75人（54％）を占めました。そこでは、身体を健全にしていない、不十分な動きの人が多かったと思われます。それを考えると、体が常日頃健康であれば、高齢化していても災害時に動き回ることができます。つまり高齢者においても、災害に対応できる体の備えがすごく重要です。

そうしたことのためにも、体の健康化を図れる「アルカリ性体質にしておくこと」が、極めて大切です。それは、高齢化しても体を保持し、体の不調・不健康も改善してくれからです。また避難所では、感染症が広がり、この面からも日頃アルカリ性体質にしておくことが、大変重要です。災害時にも対応できる体には、食で持って常日頃から備えておくことを、強く望みます。健康化に大切な対応は、何歳になっても変わりがありません。

そうであるが、1月6日被災124時間後に、珠洲市の90歳代女性が救出された報道には、感動しました。（＊上記の災害数値は2024年1月6日現在のものです）

〔追〕後日明らかになったことは、災害時に自力で逃げることの難しい「避難行動要支援者」が、能登半島地震の大きい6市町で25845人（地域人口全体の20.5％）、5人に1人でした。自分の命は自分で守る意識と対応が大切です。

付記　本書をまとめながら思ったこと
―食と体の関係を知らないいまの医学と栄養学―

1. 人間は自然の動物であるのに、いまの健康指導者たちは、自然から離れている対応に、不健康を生む要因があるということを、知らないように思います。現生人類が誕生した時の腸内細菌叢と、いまの人たちの腸内細菌叢はほとんど変わっていないことを、理解していないからです。腸内細菌叢は人が誕生したころ、生の植物食の下で形成されました。だから人の腸内細菌叢は、動物食を処理できる細菌叢になっていないし、代謝の過程で出る有害物を処理する酵素もない。こうしたことを知っていないようです。

2. 栄養指導者は、体液（間質液）のPHが食事の内容で変わることを、知らないように思われます。栄養学では、血液だけをみて判断し、体のPHが食事内容で変わらないという対応をしているからです。私の友人は、小学・中学の時にリトマス試験紙をなめ、主に動物食を食べていた人が酸性で、主に植物食を食べていた人がアルカリ性でした。酸性の人がインフルエンザになり、アルカリ性の人がそれにかからなかった。これは60年以上前から分かっていました（これは第1部の8でも記しています）。

3．栄養指導者は、たんぱく質の食を摂れば、そのたんぱく質がそのまま体の栄養になるとみているようです。そのためか、体に必要なたんぱく質は、体内に蓄えられているアミノ酸の活用でつくられることも、知らないようです。さらに〝アミノ酸をつくれるのは植物だけ〟ということを、理解していないようです。だからいまでも、9種類の必須アミノ酸のある動物食は、優れたたんぱく質源（食材）ととらえているようです。しかも、動物性たんぱく質が代謝過程で生じる害のことも、認識不足のようです（しかしこれらのことは、病気の生みに大きくつながっています）。

4．食の基本を踏まえないで、食と健康・不健康を指導している方は、日本の医師にいます。そうした1人は、標準体型より痩せ型なら、1日に肉200g・卵5個を摂るのが理想としています。動物性たんぱく質は無理なく栄養改善されて、筋肉がつくからとしています。だが動物性たんぱく質の多い摂取は「無理ある栄養」になります。食の本質を知らないこうした医師を信じた人の多くは、やがてがんなどのいろいろな病気を生んできます。食を正しくとらえる「食学」の構築が、日本に必要です。それは20～30年かかっても！

5. 明治7年の「医制発布」以降、食が医学の勉強に取り入れられてきませんでした（それは今日でも続いています）。だからいまの医学や医療は、食と身体の関係を知れる基盤を持っていないとみられます（いまこれを考えられる医師は、独学したわずかな人たちだけです）。素人でも、食と健康・病気の関係をとらえようとしているのに、ほとんどの医者にそれがないし・できない。アメリカでは1990年代から、医学に18時間の食の授業が入ったようですが、日本にはそれさえない。

6. いまの医者たちには、患者から学ぶ姿勢がないように思われます。だから患者に一方的に指示・指導（!?）するだけです。そこでは、現実から学ぼうとしていない（なぜそうなったのか、食と人の関係や現地の食環境を知ろうとする姿勢に、乏しいためなのか）。アメリカのキャンベルが、フィリピンで起きている子供の肝臓がんは、肉を多く食べている子供だったことを知り、やがてそこから、食とがんの関係を解明しました。そうしたことは一部以外日本にみられない。

7. 日本の栄養学関係者は、①海外で明らかにされた研究内容や、②日本人を自ら調査して、食と健康・不健康を明らかにする姿勢と取り組みが、ほとんどないようにみえます。しかも、栄養学のとらえ方は、食品に含まれる「成分」であり、1つの食を「トータル」でとらえていない。大事なことは、トータルとして食の体への作用です。決して成分個々でないのです。現生人類が誕生したころ、「生」の食の全部を食べて「健康」を営んできました。特定の成分を摂る意識は、持たなくてよかったと考えます。

8. いまの栄養学・医学の関係者に、肥料や農薬を使ったものと、使わなかったものの、区別がありません。そうなので、その違いや良否を見定める能力もないとみうけられます。自然物の食と、非自然物の入った食は、体の中でどう作用するのか（そこには大きな違いがあります）。それを知ると知らないでは、健康・不健康のみたてに、違いを生んできます。自然の食を大事にしないことが、今日のいろいろな病気の生みに作用しています。

9. 2023年10月に、私は在住する市の指導で、インフルエンザの予防接種を受けに、近くの内科クリニックに行きました。そこの医師は、私が書いた健康状況の調書をみて、「80代になっても薬を飲んでいないんですか？　めずらしいですね」と言われた。私は「アルカリ性体質にしていれば、病気は近づいて来ないようです」と言ったら、「ハァ……」と不思議そうな顔をしていました。アルカリ性体質の意味が分からなかったようです。
そう言われて、薬をどれほど飲まないかを数えたら、私は7年間飲んでいなかった。

10. 言うまでもなく、人の身体は摂取した食でできています。だから何を食べたかによって、身体は良くもなるし悪くもなります。しかし日本の医師の多くは、食の勉強をしていないように見受けられます。食は身体を知る基本の「基」です。食とインフルエンザのことも、食とがんのことも、そうです。食を知れば高齢になっても健康でいられます。医学に「食と身体の学び」を取り入れて下さい。それなくして、日本の健康構築は可能にしないように思います。現代人が自身の体質と特質を見定めることは、有益な「食学」の一歩になります。これらを教えられる人は、7～8年かけ主に海外での学びから養成してもらいたい。

11. 2024年1月下旬の、NHK放映「肺がんサバイバルの挑戦」には、その遺伝子をいかにとらえ、それに即した新薬の開発に重点が置かれ、食対応の視点は全くなかった。がんはどんな食でなるかという見方がないと、そうなってしまう。この本で示したように、がんは食対応で防げます。だから、いまの医療を抜本的に変えないと、患者を救えない。医師は食の勉強をしていただきたい。

この本の主な参考著書と資料

〈主な参考著書〉

アラン・ウォーカー著『人類進化の空白を探る』朝日新聞社、2000年（河合信和訳）
ピーター・S・アンガー著『人類は噛んで進化した』原書房、2019年（河合信和訳）
T・コリン・キャンベル著『WHOLE』ユサブル、2020年（鈴木春恵監修・丸山清志訳）
和田洋巳著『がん劇的寛解』アルカリ食化でがんを抑える、角川新書、2020年
T・コリン・キャンベル著『チャイナー・スタディー』グスコー出版、2010年合本版（松田麻美子訳）
小峰一雄著『免疫力が上げるとアルカリ性体質になる食べ方』ユサブル、2022年
酒井シズ著『病気が語る日本史』講談学術文庫、2008年
ノーマン・W・ウォーカー著『自然の恵み健康法』春秋社、1998年（弓削隆訳）
ディヴィッド・ローベンハイマー著『科学者たちが語る食欲』サンマール出版、2021年（櫻井祐子訳）

デビッド・A・シンクレアら著『LIFESPAN 老いなき世界』東洋経済新報社、2020年（梶山あゆみ訳）
長谷山俊郎著『健康長寿をもたらす食』農林統計出版、2022年
太田成男著『体が若くなる技術』サンマール出版、2011年
吉田太郎著『土が変わるとお腹も変わる』築地書館、2022年
堤未果著『ルポ 食が壊れる』文集新書、2022年
桐村里紗著『腸と森の「土」を育てる』光文社新書。2021年
T・コリン・キャンベル著『低炭水化物ダイエットへの警告』評言社、2017年（鈴木春恵訳）
江田証著『すごい酪酸菌』幻冬舎、2022年
内藤裕二著『酪酸菌を増やせば健康・長寿になれる』あさ出版、2022年
渡辺京二著『逝きし世の面影』葦書房、1993年（再版は平凡ライブラリー）
中村好男著『土の生きものと農業』創森社、2005年
ディビッド・モンゴメリーら著『土と内臓』築地書館、2016年（片岡夏実訳）
黒尾誠著『腎臓が寿命を決める』幻冬舎新書、2022年
中山栄基著『野生の還元力で体のサビを取る』風雲舎、2009年
ハーヴィー・ダイアモンド著『フィット・フォー・ライフ』グスコー出版、2016年（松田麻美子訳）

杉山修一著『ここまでわかった自然栽培』農文協、2022年

〈主な参考資料〉

長谷川亨作成資料「世界が注目する長谷川亨理論」長谷川研究所
フルータリアン継承委員会「ヒトはどこまで果食動物か?」フルータリアンのメモ、2022年
横山和成「多様性の中にある自由奔放な秩序」自然栽培の仲間達Vol.005、農業総合研究センター
渡辺昌「糖尿病から『一病息災』の知恵を得る!」うみのせい、2022年夏（海の精クラブ）

【感謝】

この本は、素人社の楠本耕之さんの支援があって、世に出すことができました。彼は私の「食と健康」の一冊目の本の出版をしてくれた方です。今回私がその6冊目のこの本の出版依頼をした時、大変快く引き受けて下さいました。そのあたたかさのある対応が、本当にうれしかった。そうしたことから、楠本様の対応に、心から深く感謝を致します。

それから、知り合いのKさんは、本書の出版にあたたかな励ましを、数回にわたってしてくれました。それにより執筆意欲が高められ、内容に豊かさと潤いのあるのになりました。このKさんの対応にも、心から厚く感謝を致します。

さらに本づくりにあたり、組版担当鼓動社の村上幸生様は、きれいな図表作成と内容の誤りを正してくれたし、装丁担当の仁井谷伴子様は、タイトルを踏まえ明るく輝ける表紙にしてくれました。このお二人様にも心から感謝を致します。

あとがき

私が、「食は人に良いと書く」ことを自覚するようになって、20年以上になり、この意味することを、一層分かるようになりました。しかしいま、ちまたに蔓延している美味しい食なるものの多くが、肉類、油の多い使用、小麦多く・砂糖も多く、さらに食品添加物だらけです。これが一般的です。

けれども、これらの使用の多い加工食品は、〝人に良い食〟とは言いがたい!! そうであっても一般の誰もが、これらを紛れもなく「食」と言うでしょう。食の評価は、その時々によって違ってきたからです。しかし、現生人類が誕生した時の体質や機能を知ってくると、その時々の評価で行うのは、適切でないことが分かってきます。

この本を書いたのは、それを少しでも多くの人たちに、知ってもらいたいと思ったからです。なぜなら多くの人は、自身の健康のために、食に一定の関心を持っているからです。

その面から「食」を整理してみると、大切なことは意外に単純でした。この単純な内容が分かると、食と健康の関係は、むずかしいものでないのです。

そうは言っても、これまでの既成の知識からすれば、かなりの隔たりがあるでしょう。食の指導層が描いてきた、良い食の構図と隔たりが大きいからです。したがって、その隔たりを取り外すまでに、かなりの時間がかかるかもしれません。しかし、時間がかかっても、それをやらないと、日本人の健康はないと思います。

だから、検討しこの中身を謙虚に受け止めてもらいたい。そして改善してもらいたい。それは、日本の国民のためにです。そういうことを願ってペンを置きます。

日本人の多くの人が、健康で過ごされることを心から祈っています。アルカリ性体質にすれば、誰もがんにならず、みんなが元気な１００歳を可能にしてくるように思います。

82歳の春

著者

3）浄化　　　　　不浄化（食物繊維がなく、代謝の過程で毒素を生む（尿酸など））
4）食物酵素　　　動物食の酵素は利用しがたい（加熱に弱い（刺身くらい））
5）自然物　　　　非自然物（家畜使用の抗生物質やホルモン剤は、体に害を与える）
〔小麦は植物であっても、酸性食品です（不浄化にし、不健康をもたらします）〕

5. 老化は慢性炎症で起きます

○慢性炎症は、①動物食、②小麦、③非自然物（化学肥料、農薬、食品添加物など）の摂取で起きます〔病気による他界は８割以上（これらを控えると、病気を招かない）〕

☆上記の①②③の少ない摂取は、慢性炎症を防ぎ、老化も防げて、疲れにくくします

6. たんぱく質源のアミノ酸は、植物を食べて得られます

○必要なたんぱく質は、食べ物に含まれるアミノ酸から全部作られます

☆アミノ酸をつくれるのは、植物だけです。植物は、空気・土・水からアミノ酸をつくります。動物は、アミノ酸をつくれません。〔必須アミノ酸も、動物はつくれません〕

7. 健康に大切なことは、“自然的植物食を「丸ごと」で摂ること”です

☆「丸ごと」は、①食物繊維が多い、②抗酸化作用が大きい、③食成分それぞれによる相乗効果が高い、④生だと食物酵素が豊か、⑤アルカリ性体質にも貢献してくれます

付録

健康と不健康の基本的ことがら

長谷山

1. 私たちは何のために食を摂るのか

①生命の維持、②健康の維持、③エネルギーの確保、④浄化を図る、⑤美味しい

※この①②③のためには、④の「体の浄化を図る」ことが極めて大切です

2. あなたの体は誰と一緒に生きていますか⁉（この理解が大変大切です）

○腸内細菌たちと生きています。細菌らのエサは食物繊維なので、その摂取が大事です

☆また①体の浄化の行いと、②細胞の再生には、食物酵素の摂取も重要です（＝生の植物食を摂る）

3. 人の体液（間質液（細胞間液）や唾液）のPHは、健康と不健康に大きく作用します

○食でそれが、酸性になると不健康になり、アルカリ性になると健康になります

4. 健康と不健康を分ける食は、つぎのように整理されます

植物食（健康）	動物食（不健康）
1）アルカリ性	酸性（免疫力を低下させ、老廃物を蓄積する）
2）抗酸化	酸化（フィトケミカル（植物性化学物質）がない）

提案「健康自己管理日」の設置

1. 狙い：アルカリ性体質にすることの重要性（病気にならず、健康体になること）を、理解・認識する日にする

2. 測定：それぞれの人（国民）が、唾液で自己の体のPH測定を行う（市町村は、その場とPH測定器を提供する)。また会社などでも測定を自主的に行う

3. 指導：主に公的機関が、アルカリ性体質になる食の指導と勉強の場をつくる

4. 対応：公的機関や会社・団体は、表1-1のようなものを用いて、体をアルカリ性体質にするための情報と意味を提供する

著者紹介

長谷山俊郎（はせやま としろう）

・1942 年 秋田県に生まれる。農学博士。食による健康推進研究所 代表
・1970 年ごろから「農水省の研究機関」で、農村組織、地域活力などの研究を行う
・2003 年に「日本地域活力研究所」を設立し、地域の活性化支援を行うと共に、食と健康の解明に力を注ぎ、その執筆と講演も行う
・2022 年に「食による健康推進研究所」を設立し、食からの一層の健康推進に取り組む
・この本は、多くの人が健康でいられることを願って書いたものです

著者の「食と健康関係」のこれまでの著書

A.『健康長寿をもたらす食――自然に近い植物食を「丸ごと」で摂る』（農林統計出版 2022）
B.『病気を生まない食――体の浄化がすべて』（農林統計出版 2020）
C.『健康を担う「日本の食」 病気を生む「欧米の食」』（農林統計出版 2017）
D.『食が体をつくる――健康も不健康も』（素人社 2015）
E.『健康はあなたが摂るもので決まる――生命力の高め方』（素人社 2010）
〔この他に、農業・農村・地域活力に関わる「著書」は 6 冊、同「共著書」も 6 冊ある〕

人はアルカリ性体質の動物
～この体質にすれば、病気は招かず離れる～

2024 年 4 月 1 日　初版第 1 刷印刷
2024 年 4 月10日　初版第 1 刷発行

著　者――長谷山俊郎
発行者――楠本耕之
発行所――素人社 Sojinsha
520-0016 大津市比叡平 3-36-21
電話　077-529-0149　ファックス　077-529-2885
郵便振替　01030-2-26669
装　丁――仁井谷伴子
組　版――鼓動社
印刷・製本――モリモト印刷株式会社

ISBN978-4-88170-422-6 C0047

●素人社の新刊および好評既刊（価格は税抜き）

食が体をつくる 健康も不健康も　長谷山俊郎　四六判並製　224 頁 1400 円
■私たちは、食と健康の関係を知らないことから、多くの病気を招いている！　それを知ると知らないとでは、健康対応に大きな違いが生まれる。食の摂り方によって健康にも不健康にもなる。

介護とブックトーク Part 2 ｸﾞﾙｰﾌﾟによる介護のﾌﾞｯｸﾄｰｸと資料編　梓加依・吉岡真由美
四六判 232 頁 1900 円　■高齢者と一緒に楽しむ絵本/介護現場でのブックトークの方法と実践

おかあちゃんがほしい 原爆投下と取り残された子どもたち　梓加依　四六判 208 頁 1800 円
■原爆を落とされ想像を絶する被害を受けた広島の街で、親も家もなくし、飢えや悲しみ、さびしさのなかで心も体も傷ついた子どもたち。どんな苦しみにも精一杯生き続けた子どもたちの姿を描く。

学校がなくなった日 中国の子どもたちと戦争　中 由美子 編訳　A5 判 208 頁 2000 円
■学校がなくなった/チイ兄ちゃん/チュイホア姉さん/朝鮮の子・ゴーリ/真実/折り鶴/弟/日本軍の犬小屋/この本を読んでくださったあなたへ（訳者）

介護とブックトーク 絵本を介護現場に届けよう　梓加依・吉岡真由美・村上理恵子
四六判 214 頁 1900 円　■ブックトークって？/介護のブックトーク実践例/介護現場での読語り

絵本であそぼう、このゆびとまれ！ 乳幼児からの集団での絵帆の読み語り
梓加依・中村康子　四六判 184 頁 1800 円　■発達のそれぞれの段階に応じて、絵本は子どもたちの成長に大きな働きと変化をもたらす。絵本を通して子どもたちと関わることの意味もはかりしれない。

ものがたりとして読む万葉集 たのしむ万葉のひと、うた、こころ
大嶽洋子　四六判 232 頁 1900 円　■あの磐姫が額田王が持統が／あの高市の皇子が、大津の、志貴の皇子たちが／あの家持が赤人が人麻呂が／あなたの掌に飛び込んでくる。

センシュアルな晶子か？ それからの晶子か？
大嶽洋子　四六判 224 頁 1900 円　■「みだれ髪」から二十余年、烈しい夏の季節の後、静かで内省的な抒情の季節へとゆるやかな沈静をたどり、真の詩人性を確信する晶子へ。

食が体をつくる 健康も不健康も　畑長谷山　四六判 424 頁 1400 円　■私たちはなぜ病気になるのか？ 体は摂りいれた食でできているのであるから食と健康の関係をあらためて考えてみよう。

子どもたちの笑顔に出会いたい 読み聞かせ、ブックトークの魅力と実際　梓加依
四六判 296 頁 2000 円　■現代の子どもたちに、〈肉声〉がしっかりと届けられるためには、まず大人の側の、一冊の本を手にとってその本に深く感動する心、そうした心の回復が求められている。

資源よ！よみがえれ ゴミを活かすリサイクル農業実践記　酒井信一　四六判 296 頁 1800 円
■土壌菌との出会いから全てのゴミの豊かで多様な資　源化をめざし、今急を要する地域循環リサイクル社会への道筋を示す。

健康はあなたが摂るもので決まる 生命力の高め方　長谷山俊郎
四六判 304 頁 1200 円　■長寿にはなったが不健康な人も多い。本書は、健康のためには何をどのようにとればいいかを具体的に、また、どのような生活に心がけるべきかを提示する。

ママンにありがとうは言わないで 日仏〈養母子〉ものがたり
マリ=ルネ・ノワール　四六判 1600 円　■マダム・ノワール、あなたのミキオ君への愛は、わたしたち人間の希望でもあります。あえて「ありがとう」と言わせてください。メルシー！——フランソワーズ・モレシャン

犬吠埼の見える海「精神秒者」を生きる　岡田英明　四六判 250 頁 1300 円
■薬で精神病は治るのか。精神病院の役割は何か。そして狂気とは何か。さまざまな問いを分裂病患者自身が投げかける。投薬拒否、座禅への取り組みなどによって自力で精神病を克服しようとした生の軌跡を手記にまとめた。

椰子の家 小説・従軍慰安婦　畑 裕子　四六判 230 頁 1500 円 ■強制連行で従軍慰安婦に追い込まれたスンは、戦後半世紀、呪わしい過去に口を閉ざしたまま逝く。従軍看護婦から慰安婦に身を転じさせられたもう一人の主人公が、千代。共に過去を語らない“約束”を守り続けた二人だったが。

約束の丘 ｺﾝﾁｬ・ﾛﾍﾟｽ・ナルバエス／宇野和美訳・小岸昭解説　A5 判 184 頁 2000 円
■スペインを追われたユダヤ人とのあいだで 400 年間守りぬかれたある約束……。時代が狂気と不安へと移りゆくなか、少年たちが示した友情と信頼、愛と勇気を現代に伝える。

どの子にも起こる不登校 教育の off 現象　大越俊夫　四六判 292 頁 1400 円
■30 年もの間、登校拒否児の教育にたずさわってきた著者が、その体験をもとに現代社会と登校拒否の関わりを分析する。

日本がでてくる韓国童話集 韓国近・現代の童話集　権正生ほか／仲村修とオリニ翻訳会編訳
A5判 200 頁 1700 円 ■日本の植民地とされていたかつての朝鮮の子どもたちは、どんな喜びや悲しみをもっていたのか、日本のことをどんなふうに思っていたのだろうか。一度関心をもってもらえたら。

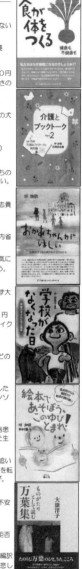

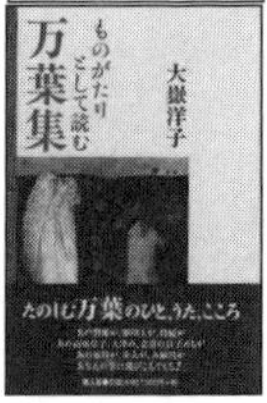

韓国の民衆歌謡　梁京都大学朝鮮語自主講座編訳　A５判 240 頁 1800 円
■金敏基の「朝露」など、民主化のうねりの中で、韓国民衆が愛唱する 60 曲を、原詩·訳詩併録のうえ楽譜つきで紹介する。

いま,記憶を分かちあうこと　映画「ナヌムの家」をとおして「従軍慰安婦」問題を考える
ピョン・ヨンジュ、池内靖子、細見和之、レベッカ・ジェニスン他　A５判 92 頁 800 円　■韓国の従軍慰安婦問題を取り上げた映画「ナヌムの家」を撮ったピョン・ヨンジュ監督のユーモラスで率直な講演、インタビューを中心に、上映運動をになったグループによる評論、座談会、エッセイなど。

愛の韓国童話集　韓国近·現代の童話集　李周洪·張文植ほか／仲村修とオリニ翻訳会編訳　A５判 228 頁 1800 円
■山奥の暮らしの中で山びこと呼び交わし、清冽な川の飛び石をわたり、キビ畑の中で雨宿りをする、さまざまな子どもたちが物語の中で息づく。

百歳物語　絶望の大地に咲く花　畑裕子　四六判上製 208 頁 1600 円
■東日本大震災で過去の敗戦後満州からの引揚げの記憶が蘇り、戦時の苦難の歴史を被災地と重ね合わせた祖母と孫の物語。

韓国人と諧謔　張 徳順 著／梁 民基・河村光雅 訳　四六判 292 頁　1600 円
■国文学者、民俗学者としても知られる元ソウル大学教授の著者が、壇君神話から李朝の名宰相たちの逸話、民衆に語り継がれる小咄にいたるまで、諧謔精神旺盛な幅広い素材をもとに、粋で余裕綽綽の韓国人をあざやかに蘇らせる。

マダムとマダムとムッシュたち　巴里の空の下、万葉の国からこんにちは　大嶽洋子　四六判 280 頁 2000 円
■日本とフランス、ちょっと比較文化論。世界の人と文化が熱く寄り添い 激しくもやさしく生きあう町パリに、そして詩人の魂に *Bonjour!*

シネマウス　村田和文 文　神門康子　絵　四六判　206 頁 1500 円
■動物学者だったおじいちゃんが死に際に漏らしたなぞの動物を求めて、孫のあきらたちは瀬戸内海のある島にやってくるのだが……。興味津々の謎ときのなかに、核実験や兵器の怖さ、そして何よりも体験を伝えることの大切さを込めている。

鬼神のすむ家　韓国現代童話集６　金載昌・姜廷珪ほか／仲村修とオリニ翻訳会編訳　A５判 244 頁 1900 円
■近来、質量共に向上してきた韓国の児童文学、少年小説の中から珠玉の 16 篇を厳選。

花時計·ピョンヤン駅　朝鮮民主主義人民共和国の児童文学　韓丘庸編訳　A5版　２５４頁　１９００円
■朝鮮民主主義人民共和国は未だ日本人未知で理解の及ばない国。今後を展望するに欠かせない彼の国の文化の土壌を読む。

にわとりを鳳凰だといって売ったキムソンダル　南北朝鮮の昔ばなし集
韓丘庸と北十字星文学の会編訳　A5版 192 頁 1700 円　■欲の深い殿様、父親思いの息子、貧しいが正直な若者、トラやネズミといった動物も登場し、人情味あふれる物語を繰り広げる。素朴な表現に、権力者に対する風刺やユーモア、教訓がちりばめられていて、楽しい。――朝日新聞

緑豆(ノクトゥ)の花　韓国マダン劇集　梁 民基 編訳　四六判 256 頁 1600 円
■韓国民主化闘争のなかで、つねに民主·統一の民衆運動と場をともにしてきたマダン劇。抑圧の時代を喝破し、前進する笑いと躍動のマダン（広場）の記録は、民衆の生の証言である。表題作ほか５篇を収録する。

ことわざと人生　田丸武彦 著　四六判 190 頁 1300 円＋税
■ことわざは、簡潔にして含蓄深い口承の人生訓である。本書は典拠にあたってその原意をあきらかにしつつ、あわせて、同義の英語によることわざを示し、東西の人生観の比較にも言及する。

短 歌 短 言　内海 繁 著　四六判 160 頁 1400 円
■作歌は「私」の生の記録であり、思いの訴えであり、「私の歌集」は「私の自叙伝」であり、人間社会への持続的な呼びかけであり問いかけである。--ーこうした信念のもとに多年文芸運動を指導してきた著者による辛口の歌論集。

「初めて読む」を生かす授業　読書に繋がる「読むことの基礎·基本学習」を求めて　奥野忠昭　A５判 1800 円
■「読む力」は現在危機に瀕している。それはやはり、現在の教育とそれを担う教師の責任である。読むことの教育が時代の変化についていけないでいる。そうした思いにかられての、「初めて読む」を生かす授業への取組みである。

説明的文章の読みの系統　いつ·何を·どう指導すればいいのか
長崎伸仁　A５判 144 頁 1400 円　■国語科指導の基礎ともいえる説明的文章の指導について、Ⅰ：読みの系統化の総合的展開の試論、Ⅱ：「情報を読む」ことの指導、Ⅲ「論理を読む」ことの指導、Ⅳ：「筆者を読む」ことの指導、の４部。

●絵本·ちきゅうのともだちシリーズ

くちばしのおれたコウノトリ［絵本］　キム・ファン文　藤井広野絵　A４変型 1500 円
■絶滅に近い特別天然記念物のコウノトリがある時武生の水辺に舞い降りた。子どもたちは一生懸命ドジョウやフナをとって世話したが、くちばしが折れていたために上手に食べられず、豊岡の保護施設へ。そして、オスのタマと出会って……

のんたとスナメリの海［絵本］　キム・ファン 文　藤井広野 絵　A４変型 1500 円
■瀬戸内海で唯一スナメリの生息する山口県の上関に今、原子力発電所が建設されようとしている。人の手におえない原発という〈大クジラ〉を追うの愚を、漁師〈のんた〉と傷ついたスナメリとの交流が気づかせてくれる。

ジュゴンのなみだ［絵本］　キム・ファン 文　あらたひとむ 絵　A４変型 1500 円
■沖縄各地に伝わる民話をベースに、基地問題や網によるジュゴンの事故死などを絡ませて、人とジュゴンの心の通いあいを描く。ジュゴンを守るということはどういうことか。付：「ジュゴンといっしょにくらそう」――宮城康博